乳房疾病中西医防治

主　编

王国忠　赵卫兵

副主编

于春利　袁　园　刘海红

编著者

王国忠　赵卫兵　于春利　彭丽莉

袁　园　刘海红　翁德盛　孙　晔　艾凯雷

U0345961

金盾出版社

内 容 提 要

本书从了解乳房开始,简要介绍了乳腺的解剖知识和生理特点,女性青春期、月经期、妊娠期、哺乳期、绝经期的乳房变化特点;重点介绍了乳腺癌,以及乳房常见疾病防治与乳房自我保健方法。其内容科学实用、通俗易懂,适合社区医师、乳腺癌和乳房疾病患者阅读。

图书在版编目(CIP)数据

乳房疾病中西医防治/王国忠,赵卫兵主编 . -- 北京:金盾出版社,2012.6
ISBN 978-7-5082-7304-4

Ⅰ.①乳… Ⅱ.①王…②赵… Ⅲ.①乳房疾病—中西医结合疗法 Ⅳ.①R655.805

中国版本图书馆 CIP 数据核字(2011)第 245304 号

金盾出版社出版、总发行
北京太平路 5 号(地铁万寿路站往南)
邮政编码:100036 电话:68214039 83219215
传真:68276683 网址:www.jdcbs.cn
封面印刷:北京凌奇印刷有限责任公司
正文印刷:北京军迪印刷有限责任公司
装订:海波装订厂
各地新华书店经销
开本:850×1168 1/32 印张:6.5 字数:160 千字
2012 年 6 月第 1 版第 1 次印刷
印数:1~8 000 册 定价:16.00 元
(凡购买金盾出版社的图书,如有缺页、倒页、脱页者,本社发行部负责调换)

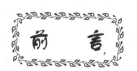

前言

　　乳房疾病是外科常见病、多发病，是威胁人们，特别是妇女身心健康的主要疾患之一。十几年前，由笔者编著的《乳房病防治210问》一书，受到广大读者的欢迎和青睐。白驹过隙，弹指一挥间，科学技术的发展突飞猛进，关于乳房疾病的认识和治疗理念发生了很大变化。本着与时俱进的精神，笔者对本书进行了重新编著和修订，改版为《乳房疾病中西医防治》，针对乳房疾病诊治中经常遇到的重点、难点、疑点和易疏漏的地方，以问答的形式做了简明扼要的阐述，旨在提高基层外科医生解决这些问题的能力，为社区妇幼保健工作者提供参考，为普及乳房保健知识做一些有益的事情。

　　乳房疾病是既古老又现代的疾病，说到其古老是因为早在汉朝的《中藏经》中就有"乳癖"的记载，晋朝《肘后备急方》中就有"弥发"、"乳痈"、"后肿"、"乳肿"的分类，而且有灸、敷、内服药物等治疗方法，如使用鹿角粉外敷治疗急性乳腺炎的经验一直沿用至今。所以，中医中药在乳房疾病治疗中发挥着重要的作用，也积累了较为丰富的经验，特别是在乳房良性疾病的诊断及治疗中具有独到之处。本书对中医、西医临床治疗乳房疾病的经验进行了一些归纳,尽量用通俗易懂的语言对一些中医理论进行了深入浅出地解释,并提供了许多在临床上行之有效的方剂,使其具有极强的可操作性。随着经济的发展,我国逐渐进入工业发达国家之列,人民生活水平逐步提高,但随之而来的是乳腺癌等乳房疾病的发病率也逐年递增。预计我国在今后 20 年内,乳腺癌发病率或死亡率将会持续上升。众所周知,癌症多与不良生活习惯密切相关,治病不如防病于未然,因此预防乳房疾病就显得更为重要。在乳房疾病的早期阶段,如及时施以正确的治疗,其疗效将会十分理想。

本书总结了乳腺癌等乳房疾病治疗中的一些新进展和新成果,有助于提高人们对乳腺癌等乳房疾病的认识,有利于开展乳腺癌等乳房疾病的预防及早期发现。一旦罹患了乳腺癌,患者该如何正确对待,治疗后如何康复等,本书都有详细介绍,希望能帮助患者将乳腺癌等乳房疾病的危害降到最低。

笔者本着继承不泥古,创新不离宗的原则,以总结临床治疗经验体会为主,参考许多中西医有关乳房疾病诊治的论著,可以说是站在"巨人们"的肩膀上才写成此书的。但由于作者水平有限,粗疏之处在所难免,望各位前辈及同道和患者朋友们不吝赐教,批评指正,以期在再版时能够加以改进和提高。

王国忠　赵卫兵

目　录

一、了解乳房

二、乳腺癌防治

三、乳房常见病防治与乳房保健

一、了解乳房

1. 乳房的基本构成是怎样的

　　成年女性乳房为一对称性的半球形性征器官,位于胸前两侧胸大肌浅面,约在第二至第六肋骨水平的浅筋膜浅、深层之间。包括皮肤、皮下脂肪和乳腺组织。乳腺组织的结构包括腺体、导管、脂肪组织和纤维组织等(图 1)。乳腺组织外侧始于腋前线或背阔肌前缘;内侧可达胸骨旁或胸骨中线,有些薄层的乳腺组织上缘可达锁骨下。乳腺的外上侧呈角状伸向腋窝的腺体组织称为 Spence 氏腋尾区,即乳腺尾部。乳腺是汗腺组织的一种类型。

　　乳房位于胸部两侧胸大肌的前方,其位置亦与年龄、体形及乳房发育程度有关。乳头位于乳房的中心,正常乳头两侧对称,表面呈粉红色或棕色,其上有许多小窝,为输乳管开口。乳头周围皮肤色素沉着较深的环形区是乳晕,色泽各异,青春期呈玫瑰红色,妊娠期、哺乳期色素沉着加深,呈深褐色。

2. 乳腺腺叶和导管是怎样分布的

　　每侧乳房有 15～20 个乳腺腺叶,以乳头为中心呈轮辐状排列。每一个腺叶分成若干个腺小叶,每一个腺小叶又由 10～100 个腺泡组成,腺泡的开口与小乳管相连,多个小乳管汇集成小叶间乳管,多个小叶间乳管再进一

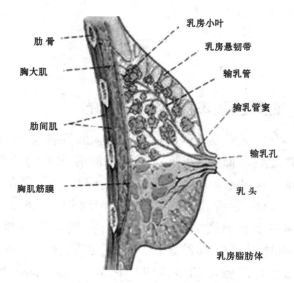

图1 成年女性乳房结构

步汇集成一根整个腺叶的乳腺导管,称输乳管。输乳管共15～20根,以乳头为中心呈放射状排列,汇集于乳晕,开口于乳头,称输乳孔。输乳管在乳头处较为狭窄,继之膨大为壶腹,称为输乳管窦,有储存乳汁的作用。腺叶、小叶和腺泡间有结缔组织间隔,腺叶间还有与皮肤垂直的纤维束,上连浅筋膜浅层,下连浅筋膜深层,称Cooper韧带。

3. 乳房的动脉主要有哪些

乳房由胸廓内动脉、腋动脉、肋间动脉的分支提供营养。其中,乳房的上内侧(约60%)是由胸廓内动脉的分支提供,上外侧(30%)是由腋动脉的分支提供,剩余的小部分(10%)是由肋间动脉的分支提供营养。

4. 乳房的静脉主要有哪些

乳房的静脉与同名动脉相伴行。包括腋静脉、肋间静脉、胸廓内静脉、乳房和胸壁的皮下静脉系统。

5. 乳房的淋巴管主要起什么作用,哪些情况可引起腋窝淋巴结肿大

淋巴结和淋巴管是机体重要的外周性免疫器官,有人称它为"第二道防御线"。也就是说,当细菌、病毒、癌细胞、异物随淋巴液流经淋巴结时,有可能被淋巴结中的吞噬细胞所吞噬或消灭。乳腺的淋巴管不仅具有重要的生理功能,而且具有重要的临床意义。例如,其与乳腺癌、乳腺淋巴水肿和感染等关系密切。

除乳腺癌以外,还有淋巴结炎、淋巴结核、恶性淋巴瘤、淋巴结反应性增生、淋巴结癌转移、肿瘤性淋巴结炎都可以引起腋窝淋巴结肿大。

6. 乳房淋巴液主要引流途径有哪些

乳房的淋巴网甚为丰富(图 2),其淋巴液的主要引流途径为:

(1)乳房大部分淋巴液经胸大肌外侧缘淋巴管引流至腋窝淋巴结,再引流入锁骨下淋巴结;部分乳房上部淋巴液可流向胸大、小肌间淋巴结,直接到达锁骨下淋巴结。通过锁骨下淋巴结后,淋巴液继续流向锁骨上淋巴结。

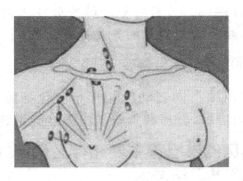

图 2　乳房淋巴网分布

（2）乳房上部淋巴液直接穿过胸大肌的淋巴管流入锁骨下淋巴结,继而汇入锁骨上淋巴结。

（3）一部分乳房内侧淋巴液,经肋间淋巴管流向胸骨旁淋巴结（主要在第一、二、三肋间,沿胸廓动、静脉分布）,继而引流至锁骨上淋巴结。

（4）经两侧乳房间皮下的一些交通淋巴管,一侧乳房淋巴液可流向对侧。

（5）乳房深部淋巴网可与腹直肌鞘和肝镰状韧带的淋巴管相通,从而可使乳房深部的淋巴液流向肝脏。

7. 乳房分布有哪些神经,都有什么重要作用

乳房由第 2～6 肋间神经皮肤侧支及颈丛神经 3、4 支支配。乳腺上部皮肤感觉来源于颈丛神经 3、4 支。下部皮肤感觉来源于肋间神经的皮肤侧支,又分内侧支和外侧支。此外,尚有交感神经纤维随血管走行分布于乳头、

乳晕和乳腺组织。乳头及乳晕的神经末梢丰富,感觉敏锐,当乳头皲裂时疼痛剧烈。哺乳时,婴儿吸吮乳头产生射乳反射,乳头的神经末梢是射乳反射的传入途径。

8. 乳腺的生理变化是如何受相关激素调节的

乳房是多种激素的靶器官,其发生、发育和泌乳功能直接接受内分泌系统的调节和控制,也受大脑皮质的间接调节。女童在 10 岁左右乳腺便开始发育,此时的乳腺发育主要受卵巢及垂体前叶激素的影响,其中以卵巢分泌的雌激素为主。青春发育期,卵巢的卵泡成熟,开始有大量的雌激素分泌。在完整的垂体功能控制及雌激素的作用下,乳腺小管广泛增生,大量的脂肪沉着,乳房逐渐增大。至月经来潮,乳腺基本发育成熟。但在月经来潮前或卵巢分泌黄体素前,乳腺小叶发育甚微。性成熟后,尤其是妊娠期间,在黄体素与雌激素以适当的比例联合作用下,乳腺小叶开始充分发育。性成熟后,卵巢开始出现卵泡发育→排卵→黄体形成→退化的周期性变化。在卵泡的发育过程中,可分泌卵泡素(雌激素),使乳腺如同子宫内膜一样出现增生性变化。待卵泡发育成熟,卵细胞由卵巢排出后,黄体逐渐形成,乳腺便由增生期进入分泌期。女性于行经前 4~6 天,黄体发育达高峰期,如卵细胞未受精,黄体开始退化成为白体,此时月经来潮,在子宫内膜脱落的同时,乳腺开始萎缩、出现退行性变化。泌乳的激素调节过程将在下一节中详细解释。另外,乳腺的生理变化还依赖于其他一些激素的直接或间接作用,如肾上腺皮质激素、垂体促性腺激素、生长素、甲状腺素、胰岛素等。

9. 乳腺分泌乳汁的秘密是什么

乳腺细胞膜上有垂体生乳素受体,在细胞质及细胞核内有雌激素及黄体素的受体。妊娠前期,在卵巢雌激素及黄体素的作用下,乳腺实质(主要是乳腺小叶)得以充分的发育;妊娠中期,黄体相对增多,乳腺进一步发育,导管末端形成一些腺泡;妊娠末期,胎盘形成,并分泌雌激素及黄体素,使乳腺腺泡逐渐膨大至发育完全,准备泌乳。妊娠期胎盘分泌激素作用于丘脑下部,分泌生乳抑制因子,抑制生乳素及催产素的过多分泌,使准备泌乳的乳腺不排出乳汁。产后,胎盘排出,雌激素及黄体素的血浆水平骤然下降,垂体前叶分泌的生乳素大量增加,并在垂体后叶分泌的催产素联合作用下,乳腺开始分泌乳汁。哺乳时,婴儿吸吮的刺激通过脊髓通路到达视丘下部,经垂体-门脉系统的神经体液作用,传达到垂体前叶和后叶,促使生乳素等激素分泌,这种反馈与副反馈状态的维持,保持乳汁的不断分泌。

10. 乳房疾病包括哪几大类

乳房疾病是临床常见病、多发病。包括乳房多乳头、多乳房畸形、炎症、乳房囊性增生病及乳房肿瘤等几大类。其中的乳房肿瘤又包括乳房良性肿瘤和恶性肿瘤。恶性肿瘤中乳腺癌的发病率占第一位或第二位。

11. 中医学认为乳房疾病的病因病机是什么

中医学认为,乳房疾病的病因病机大致为外邪袭体,肝气郁结,胃热壅滞,冲任失调,肝肾不足,心脾俱虚,痰浊凝结,瘀血阻络,阳络受损,乳汁蓄积等。中医学认为,"气"是引起乳房诸疾的主要病因,并作为治疗根据。妇女情绪失畅,多愁善感,肝气不舒则邪易侵入而使乳汁壅滞,血脉阻滞而使痰浊易凝,乳房疾病多由此引发。为此,在临证乳房疾患时,无论其新久虚实,温凉攻补,各方之中均应辅以理气疏络之品,使乳络条达,气血流畅,则壅者疏通,郁者可达,结者可散,坚者可软,每获良效。

12. 中医学对乳房疾病是如何认识的

中医学对于乳房病理生理方面的阐述,早在《内经》中就有记载。后世医学家认为:"男子乳头属肝,乳房属肾;女子乳头属肝,乳房属胃。"亦有提出:"乳房之部位属脾胃,乳房之经络属肝胆。"认为与乳房有关的经络有肺、肾、心包、肝、胆、脾、胃、冲任等,关系最密切的是肝胃两经,其次是冲任两脉。足阳明胃经自缺盆下于乳,足厥阴肝经入期门穴,穴在乳下,出于上,入于下。冲任两脉皆起于胞中,任脉循腹里,上关元,至胸中,冲脉夹脐上行,至胸中而散。

中医学认为"妇人乳有十二穰",相当西医解剖学所指的腺叶。可见,古代医学家对乳房生理的认识内涵丰富。认识到乳汁来源于水谷精微,因胃主纳谷,脾主运化,同居中焦,属土味甘,故乳汁之味甘;运化及控制有赖于肝胆木气,因肝胆主疏泄,喜条达;厚薄主于冲任之盛衰,乳汁为气之所化,而冲任为气血之海,上行则为乳汁,下行则为经水,妇人哺乳则为经止。

13. 什么是副乳,需要治疗吗

有不少妇女腋下有疙瘩,有时还胀痛;有的妇女在哺乳时,还有液体溢出,去医院检查,医生说是副乳。什么是副乳呢? 通俗地说,副乳就是多余的乳房。又称为多乳房症、迷走乳腺、额外乳腺等。

胚胎第六周时,沿躯干前壁自腋窝至腹股沟连线上(即乳线)发生 6～8 对由于外胚叶细胞局部增殖而增厚形成乳房始基的嵴,9 周时这些乳房始基大多开始退化,剩下胸前 1 对,发育成为正常乳房。如正常乳房外的乳房始基不退化,即发育成副乳或多余乳房,其发生率为1%～6%。男女皆可发生,女多于男(5∶1),常有遗传性。副乳发生部位多位于乳腺下部及腋窝周围,一般多在正常乳腺的附近,但也有报道发生在面、颈、臀等部位及腹股沟外阴处。

(1)副乳的临床表现

①以近腋窝处肿块就诊。询问病史,患者经期、妊娠期和哺乳期有肿块及胀痛感,但程度差异较大。副乳乳腺组织增生,可引起副乳疼痛及局部压痛。但要注意部分疼痛与局部淋巴结炎有关。

②查体腋下均有肿块,局部有压痛,无明显结节;妊娠期或哺乳期腋窝处的肿块明显增大。仔细检查可发现有乳头,挤压乳头有溢液。

③伴有乳汁分泌。

④副乳纤维瘤。

⑤副乳急性炎症。

⑥伴有慢性淋巴结炎、急性淋巴结炎。副乳伴有淋巴结炎病例占总病例10.2%,占术后1周仍疼痛患者80%。在临床诊治副乳时,临床医师需注意副乳患者的局部疼痛,不排除由于局部淋巴结炎引起的可能。因此,在诊治有疼痛症状的副乳时,临床医师应考虑局部淋巴结炎,并进行对症治疗。

(2)副乳的诊断:对于无乳头和无明显肿块的少部分患者,仅表现经期腋前或腋下胀痛感,此类患者诊断比较困难,容易与同侧正常乳腺经期胀痛感相混淆。对于此类患者,我们的经验是询问胀痛的部位,检查同侧乳腺,并排除其病变,仔细检查腋前或腋下,并辅助以B超等检查,经过以上检查基本可确诊。个别患者通过随诊和多次检查,即可明确诊断。对于肥胖患者,应注意把肿块与皮下脂肪相区别,尤其是肿块不大时,应仔细触诊,一般副乳组织较皮下脂肪粗糙而稍硬,且相对有一边界。

(3)副乳的治疗:副乳在哪些情况下应行手术治疗,是否要手术治疗,以何时手术为宜,目前意见不一。有人认为无须处理,有人主张切除。一般认为,无症状而且质地柔软的副乳可定期复查,不必即时手术治疗。对有以下表现者应以手术切除为妥。

①副乳作为多乳畸形,影响外观。对于较大的腋前副乳影响美观和着装者,且患者有迫切手术的要求,可接

受手术治疗。

②内有明显硬结,有副乳纤维瘤、乳头溢液、肿块明显胀痛者,多有一定恶变可能性。若肿块近期增大显著者,可考虑手术切除。

③有明显疼痛,影响患者生活。

④诊断不清,不能除外其他肿瘤者。

14. 哪些情况可引起男性乳房发育症

一般认为,本病与内分泌失调、雌激素分泌过多有关。除此之外的病因可能有:①甲状腺功能亢进症。②男性假两性畸形等性发育紊乱。③睾丸肿瘤或性功能减退症。④肾上腺皮质肿瘤。⑤肢端肥大症。⑥创伤性截瘫。⑦睾丸萎缩或切除。⑧肝硬化等引起肝功能减退的疾病。⑨先天性睾丸发育不全。⑩单纯性乳房肥大的性早熟。⑪第三脑室或丘脑下部肿瘤。⑫颅咽管瘤。⑬长期服用雌激素、雄激素、绒毛膜促性腺激素、洋地黄、异烟肼、利血平等药物者。

15. 男性乳房发育症是一种病吗,需要治疗吗

男性乳房发育症由于病因复杂,不同的病因有不同的治疗方法,应依据患者具体情况而制订治疗方案。青春期的原发性乳房发育症患者,多有自愈倾向,一般在 6 个月内恢复正常。生理性、药源性所致者,则不必过于紧张,能自行消退或于停药后消退。病理性者,则应认真寻找原因并针对病因及时予以治疗。继发性的男性乳房发

育,成人及老年人的原发性患者,多不易自愈,应积极治疗。继发性的男性乳房发育,因其常为其他疾病的并发症,因而针对病因治疗是一项重要措施。男性乳房发育症的治疗,主要采用激素对抗治疗及手术切除。此外,需要特别指出,男性乳腺发育症的乳房肥大,在较早时即给予积极有效的治疗尚可恢复正常;而时间较久、乳腺组织增生较严重时,则为不可逆的变化,必须行手术治疗。但手术切除易留瘢痕,既影响美观又易复发,目前多不采用。除因乳房过大,胀痛明显,甚至引起患者精神上焦虑不安,同时药物治疗无效,而病人坚持要求做切除手术者,一般不主张采用手术治疗。

16. 怎样从乳房外形的变化判断乳房疾病

乳房皮肤与乳房疾病有着密切的关系。观察乳房皮肤时要注意有无炎症、水肿、橘皮征、皮肤"小酒窝",皮肤有无高起或凹陷,局部皮肤与深浅肿块有无粘连。应以手指指腹最敏感的部位触摸乳房皮肤,有无温度较高的部位,乳房皮肤有无瘙痒,有无湿疹样改变。如有以上诸症状,均属异常情况。乳房局部出现有"小酒窝",说明该处皮下的结缔组织纤维束缩短。当乳房向该处推移时,则"小酒窝"更明显,可见于乳腺癌、结核、急性乳腺炎后或乳房手术后的局部瘢痕挛缩,乳房外伤后局部脂肪萎缩。乳房皮肤有红、肿、热、痛等现象,多为乳房急性炎症,如急性乳腺炎和乳房脓肿。假如病变部位较深,皮肤炎症现象就不明显了,但患者往往有全身症状或血象较高。乳房皮肤局部或全部出现水肿隆起、汗毛孔变粗且凹陷,形如橘皮样时,说明该处有炎症,或其深处有乳腺癌,倘若表面无炎症现象,则橘皮征的出现为乳腺癌的特征之一。乳房表皮浅静脉扩张,可见于炎症、外伤、肉瘤或癌症。

17. 患乳腺癌时乳房皮肤有哪些变化

乳腺癌侵犯皮肤不一定在体积很大时才发生,有时较小的肿瘤亦可浸润皮肤,临床上皮肤凹陷不一定是肿瘤直接侵犯皮肤所引起,如乳头内陷多因乳腺大导管受侵,皮肤凹陷亦可因肿瘤侵犯 Cooper 韧带,致韧带挛缩牵引皮肤所致。皮肤受到癌浸润的常见临床表现有:

(1)乳头皮肤湿疹样改变:为佩吉特病的常见表现,一般认为是乳腺实质内的癌沿输乳管向乳头表面蔓延所致;亦有人认为,是原发于乳头表皮层的癌向四周直接蔓延所致。临床上的表现类似湿疹。

(2)橘皮样变:癌瘤广泛侵犯皮肤及皮下淋巴管,引起淋巴水肿,皮肤受 Cooper 韧带牵引处凹陷,形成橘皮样改变。

(3)皮肤溃疡:与橘皮样变一样,是癌晚期的体征。

(4)皮肤结节:皮肤呈卫星结节。

(5)类炎性表现:表现为皮肤红肿,但并非真正的炎性反应,受累皮肤的血管和淋巴管内常有癌细胞团或癌细胞栓。

18. 患乳房疾病时乳头有哪些变化

乳头单侧或双侧出现内陷，无论是先天性还是后天性，都应视为异常情况。若乳头皲裂、脱屑、渗液、湿疹样变、糜烂、乳头抬高或斜向，都属于乳房病态的征象。乳头部分或全部回缩乳房内，称为乳头回缩，此体征可见于乳腺癌、乳房结核等。多乳头为先天性遗传性畸形，多余乳头可沿乳线全程上任何一处出现，但多见的是位于正常乳头上方或下方，多余乳头常易癌变。乳晕乳头色素沉着见于艾迪生病、垂体前叶亢进症、慢性肝炎、肝硬化、多发性神经纤维瘤、黑棘皮病等。乳头一侧抬高，是该侧乳腺癌的一个特征，说明乳腺癌肿块虽使乳房变大，但乳房却又非均匀性地缩小。临证时要予以除外，因有些正常人两侧乳头高低不一致，由此不能以两侧乳头不等高而作为诊断乳腺癌的惟一依据。事实上，病理性的乳头抬高多伴有其他特征，如乳头偏斜或回缩，乳房外形改变等。正常乳头挺起时，正居乳房圆顶中央的最高点。由于病变处 Cooper 韧带或乳腺导管的缩短、内牵，而使乳头偏向该侧，故乳头偏斜多见于乳房癌瘤等病变。

19. 乳房内发现疙瘩应考虑哪些疾病

正常乳腺组织柔软、均匀、有弹性，若乳腺组织增粗、增厚，或出现一个到多个结节，或出现大小不等的肿块，均属乳房的异常变化。许多女性和男性乳房的良、恶性疾患，大多以出现肿块为首发症状。一旦乳房发现有肿块，无论肿块大小、性质如何，均应立即就医检查。乳房

内出现肿块的原因有很多,在进行鉴别诊断之前,首先应注意检查乳房的方法,以免误诊及漏诊。乳房肿块常见的疾病有:

(1)乳腺纤维腺瘤:为乳房内最常见的良性肿瘤,多见于青年妇女。可发生在一侧或两侧乳房内,外上象限多见,一般为单发性,少数为多发。肿块为卵圆形或圆形,表面光滑,质地中等硬度,与周围组织分界清楚,与皮肤无粘连,肿块易被推动。

(2)乳腺增生:多发生于中年妇女。常在两侧乳房内有多个大小不等而较硬的不规则结节,与周围组织分界不很清楚。患者常感乳房疼痛,在月经前症状加重。

(3)乳腺癌:是发生在乳房内最常见的恶性肿瘤,早期为无痛性单发的小肿块,质硬,表面不光滑,组织界限不清,不易被推动。早期无自觉症状,多数被患者无意中发现。乳癌肿块增大时,则与皮肤粘连,局部皮肤可凹陷,呈橘皮样。癌细胞侵犯乳管时,可使乳头回缩。

(4)乳房结核:以中年妇女多见,病程缓慢,初期为一个或数个结节状肿块,触之不明显,与组织分界不清,渐与皮肤粘连。数月后,肿块软化,形成寒性脓肿。脓肿破溃后留有一个或数个瘘管或溃疡,排出稀薄的脓液,同侧腋窝淋巴结常显著肿大。临床上,可根据上述乳房肿块的不同特点作出诊断和鉴别诊断。必要时可做活组织病理检查,以明确诊断,并给予恰当的治疗。

20. 为什么说乳房是个动态变化的、需要经常关注的器官

众所周知,乳腺的生理功能就是分泌乳汁。在泌乳期,乳

房就增大,泌乳期过后就缩小,也就是随着发育和生理需要,时而活跃,时而处于静止状态,说明乳腺是个动态的器官。人生各周期的乳腺改变,即证实了这个观点。

乳腺在儿童时期不怎么发育,自青春期开始,在激素的作用下,乳腺开始生长、发育、增大,尔后随着月经期而发生周期性变化。在月经期,腺泡增生明显,腺管不仅增长,而且还会出现腺管分支,周围的组织就会充血、水肿。这就是有的人在月经之前感觉乳房肿胀、疼痛和不适的缘故。当妊娠时,乳腺为了适应生理需要,即产生了许多新的腺泡,这些腺泡的泡腔明显增大,故乳房亦显著增大、我们看到的乳晕增宽、色素沉着与这个变化有关。哺乳期时,在激素进一步的作用下,乳房发育达到了高峰,那些已经具备分泌乳汁能力的腺泡发挥了哺乳的作用,乳房各小叶彼此轮流担负供给乳汁的任务。断乳之后,乳腺日渐退化,处于静止状态。随着年龄的增长,乳腺逐渐萎缩,能够分泌乳汁的腺泡亦减少,结缔组织日益增多,到绝经期后,乳腺就完成了它的历史任务了。

21. 青春期乳房有何特点,如何呵护

青春期为男女乳房发育的黄金时期,因为青春期是性变化开始到性成熟的阶段,一般需要 3～5 年,此阶段到来的早晚因种族、地域的差异而有所不同。我国人群大多在 13～18 岁之间为青春发动期。月经来潮前,在卵巢雌激素的作用下,乳房逐渐增大,乳头和乳晕黑色素沉着,约经 1 年左右乳腺发育成盘状,继而呈半球状。组织

学改变与新生儿乳腺相似,但其范围广泛,整个乳腺导管系统及其周围的间质均有增生。其特点为:

(1)腺管增生与间质增生成比例的增加。

(2)乳腺管的基底细胞增生成堆,形成腺泡芽,在雌激素的刺激下,实体的小腺管自溶,形成有上皮的腺管。

(3)初次月经来潮,表示性器官和乳腺发育成熟的标志,此时乳腺导管延伸,分支增加,并有轻度扩大。

(4)青春期男性乳腺的发育要晚于女性,并且发育的程度低而不规则,发育期限亦短。青春期乳房发生变化,女性不但对其应有足够的认识与了解,而且要学会保护乳房。具体呵护乳房的方法有:

①在内衣穿着上,不要穿过紧、过窄小的衣服,或佩戴过小的乳罩,否则将因长期压迫乳头而使乳头回缩。

②有乳头回缩者,应经常用吸奶器拔吸,促使乳头突出,以利于哺乳。

③经常清洁乳头,以防止乳头感染、皲裂、糜烂。

④女性青年发育良好的乳房,基本定型后,应及时选择佩戴合适的乳罩,防止在生活、工作、劳动、运动中,乳房因震荡而不适、损伤或下垂。年龄过小者,不宜佩戴乳罩。

⑤克服因乳房发育而产生不良的心理疑虑。有的女孩乳房发育有轻微触痛,甚至有少量分泌物挤出,不要出于好奇心而去挤压,或出于惧怕心理而常去触碰它。某些地区的少女,把婚前乳房发育的生理变化视为处女失贞的结果,或有的婚前少女当自己乳房发育、隆起时,而把胸部捆束起来,影响乳房发育,都会造成不良后果。

22. 月经期乳房有何特点,如何呵护

月经前乳房组织增生活跃,月经过后复原。不少女性月经前1周左右,乳房胀痛不适就是这个原因。因此,月经期的乳房呵护显得很重要。

(1)在乳房这种周期性、生理性变化阶段,应保持心情舒畅、愉快,生活要有规律,劳动适宜,不要惊恐、忧郁、发怒,更不要乱服药物,以免导致内分泌系统紊乱,造成病理性改变。

(2)有明显的月经前乳房胀痛者,可适当服用一些止痛和镇静药物,或服用少量碘制剂等,也可服用一些中药,对缓解症状有一定的疗效。

(3)有的妇女施行过节育、绝育或服用避孕药物,亦可出现乳房胀痛或乳房中有小结节等体征,需就医诊治。

23. 妊娠期乳房有何特点,如何呵护

妊娠期乳房进一步增大、丰满,乳头、乳晕部色素加深和皮脂腺发达,乳房皮肤因乳房充盈而见轻度静脉怒张。此时,妊娠期良好的乳房保护将为哺乳期打下基础而显得尤其重要。具体保护措施有:

(1)妊娠前期和后期应分别选戴合适的乳罩,以托起乳房,免致乳房下垂或乳房组织损伤。

(2)对乳头扁平或内陷的孕妇应及时采取措施,如经常用手指轻拉或用器械吸引,使乳头挺立。

(3)乳房乳头应经常注意清洁卫生,对乳头分泌的积

垢,用温水轻轻洗净,并可适当涂无刺激、无不良反应的护肤油脂。

(4)经常以清洁柔软的棉织物,轻轻按摩乳头及乳晕部皮肤,促使乳头和乳晕部皮肤变厚,以增加乳头、乳晕对哺乳时的机械刺激的承受能力。

(5)对妊娠后增大的乳房各部位,需经常以白酒或70%酒精进行轻按摩,有利于增强乳房的抗病能力,增加乳房的淋巴和血液循环,以及刺激产后的乳腺分泌,为哺乳期做好准备。

(6)产前 2 个月左右,应每日坚持做乳头和乳房保健,预防急性乳腺炎发生。

24. 哺乳期乳房有何特点,如何呵护

妊娠期的乳房保护为乳腺旺盛的泌乳功能提供了物质基础。哺乳期的保健,不但要注意保护乳房组织的健康,而且要保护乳房组织的泌乳功能。具体措施有:

(1)哺乳期要预防乳头、乳晕的损伤,每次哺乳前后要用温开水洗净乳头、乳晕,保持其干净、干燥。

(2)乳头有污垢物或汗水浸渍,要经常清洗干净,防止乳头糜烂、皲裂。此外,还要避免脏东西从乳头导管或其他破损处侵入乳腺实质,乃至引起乳房继发感染。

(3)每天哺乳时间和次数的安排要有规律,一般每3～4小时喂奶 1 次(夜晚可减少 1 次)。由于乳腺各小叶不是同时分泌,而是交替分泌乳汁,所以应双侧乳房轮流哺乳。每次哺乳,应尽量让婴儿吸空乳汁。若乳汁没有

吸完而有剩余,应轻轻按摩挤出,这样才能有利于乳腺组织规律性的泌乳,并可防止乳房局部乳汁淤积,而诱发乳房疾病。

(4)产妇采取正确的哺乳姿势(坐式、侧卧式或半卧式),有利于乳房局部血液循环通畅,有利于排空乳汁,保护泌乳功能。

(5)哺乳时不应让婴儿含着乳头睡觉,这种不良习惯不但易造成婴儿切咬乳头和促使婴儿大力吸吮,而且易使乳头损伤。

(6)产妇在哺乳期,如患有重病和某些传染性疾病,即须完全终止哺乳,以保护母子健康。

(7)健康的妇女产后不要因为怕给孩子哺乳影响自己的身材,从而人为地终止或缩短必需的哺乳时间。实际上,产后哺乳只要时间不拖长(8个月左右),对消除乳房胀痛,促进子宫收缩,调整产妇机体因妊娠而产生的一系列代偿变化,是非常有益的。

(8)哺乳期亦应选择质地柔软、吸水性强、大小合适的乳罩,以防止乳房下垂和生活与工作中的震荡。

25. 为什么说更年期妇女的乳房处于"多事之秋"

妇女 45~50 岁,即进入更年期(绝经前期),乳腺在这个时期处于"多事之秋"。由于更年期对女性乳腺组织增生、复旧影响较大的卵巢功能减退或消失,致使内分泌激素失去平衡,而处于分泌紊乱阶段。这种规律性、周期性变化,易导致各种乳房疾病的发生。值得注意的是,更年期是恶性肿瘤的高发年龄,处于更年期的妇女应密切注意自己的乳房有无疼痛、溢液、肿块等异常现象。在更年期,要保持健康的心态,情绪轻松、安定,生活规律化,坚持健身锻炼,这不但有利于防止乳房疾病的发生,而且对其他疾病的防治亦有积极作用。只有这样才能平稳地度过"多事之秋"。

26. 绝经后妇女的乳房会发生哪些改变

进入绝经期,由于妇女的身体素质、婚育、哺乳状况,及其工作、生活、营养状况的差异,乳房的腺体与形体亦各有所不同。临床常见某些绝经期和老年期妇女的乳房比中年时期的乳房显得还丰满、肥大,这是乳房的脂肪组织增生、沉着所致,而并非乳腺腺体组织增生,更不是乳房发育。由于老年妇女乳房的腺体组织萎缩,纤维组织或脂肪组织不同程度的增生,易导致乳腺癌及乳腺肉瘤。绝经后是该病的高发年龄,因此老年期乳房一旦出现肿块或乳头溢液、乳房皮肤改变等症状,应及时就医检查,不可等闲视之。

27. 怎样进行乳房视诊

在乳房检查中,视诊是一项不可忽视与不可缺少的基本检查方法。乳房疾病发展到一定阶段后,总会在乳房局部或全身产生某些或轻或重的症状和体征,如观察不仔细,疏忽大意,就容易在诊断和治疗上出现问题。因此,在进行乳房视诊时,检查室光线要明亮,患者要暴露

充分,解开上衣,坐正,两臂下垂,暴露乳房及两侧腋下,要认真仔细,不要遗漏。视诊的检查顺序为:

(1)乳头:①两侧乳头的位置是否对称,有无抬高或降低,乳头是否位于乳房圆顶的最高点。②乳头的大小、形状有无畸形、回缩,乳头能否挺起,有无偏斜,乳头表面有无炎症、皲裂、溃烂。③乳头有无溢液,如有溢液,应明确溢液是浆液性的、血性的、还是脓性的。

(2)乳晕:观察乳晕色泽的深浅,外形是否圆整,有无炎症、溃烂或肿块,与乳房和乳头的位置关系是否有偏移。

(3)乳房:①观察乳房的发育情况,正常乳房是均匀的弧形。注意相应体位下出现何种形状异常,形状异常与其内部肿块的关系。②乳房两侧是否对称。③乳房皮肤有无炎症、水肿、橘皮征,有无隆起或凹陷,局部皮肤与其深部肿块有无粘连。

28. 怎样正确触诊乳房,触诊时应该注意哪些情况

乳房触诊,一般是先视诊后触诊,相互配合,但应以触诊为主。

(1)乳房触诊的正确方法:将中间 3 个手指并拢,掌指关节略弯曲,将末节指腹(而不是指尖)与乳腺皮肤平行轻轻地触按,决不能用手指抓捏,以免将乳腺组织(俗称奶核)误认为肿块。触摸时要用手指推动相应部位的乳房皮肤并做一定范围的环状按揉动作,每一区域的触摸部位要用由轻到重的不同力度,以保证不同深度的组

织都可被触摸清楚。检查时要按顺序进行,习惯上分为5个区域,从乳房的上内象限→上外象限及其乳尾部→下内象限→下外象限,然后触摸乳晕部,并注意检查时有无乳头溢液。应注意正常乳腺组织的质地并不均一,而且皮下脂肪也可以呈小团块样,因此正常乳房触诊时也略有结节感。由于乳房外上方为乳腺癌的好发部位,故对此部分要反复触诊。如有副乳,还要仔细触诊有无肿块。

(2)乳房触诊的内容:注意有无肿块,是否异常;肿块的性质,包括肿块大小、部位、形态、硬度、数量、压痛、移动度、透光性、边界是否清楚,与周围有无粘连等;乳头肿块与乳头溢液的关系。

(3)乳房触诊应注意的情况

①肿块的部位。首先要明确肿块发生在乳腺的哪个区域。据统计,乳腺癌有60%发生在外上象限,12%发生在乳晕下,12%发生在内上象限,10%发生在外下象限,6%发生在内下象限。外上象限是乳腺癌的好发部位。此外,有的患者乳房肿块很小,按一般的检查方法,可能有遗漏,在这种情况下,如按患者自己惯用的体位和所示准确的部位再查,可能有所发现,触诊时要注意这个特点。

②肿块的大小。肿块的大小以厘米为单位,测量其肿物的直径和长径,不要以实物大小比喻,因为这种描写不科学。触诊的具体日期和确切的肿物大小均要记录,有助于了解肿物的性质、生长速度及判断预后。值得注意的是,临床上常见有的患者肿瘤位于乳腺深处,而且肿瘤比较小,单凭1次检查,得不到正确的结论。故不要轻

易作出无病的解释。

③肿物的活动度。乳房肿物的活动度,也是判断肿物性质的一个很重要的依据。一般来说,良性肿瘤的移动度大;恶性肿瘤不但界限不清,也比较固定。如果使患者双手叉腰,乳腺上肿物活动的程度受限时,表明肿瘤已经与胸大肌粘连,如肿瘤固定不动,则表明肿瘤已经累及胸大肌。

④肿物的硬度。触诊肿物的硬度,往往亦有助于判断肿物的性质。乳腺癌一般都较硬,而脓肿、囊性病变有弹性感或波动感。如肿物性质难以确定时,则需结合患者年龄、病程,再做进一步的检查。

⑤肿块的数量。触诊时要注意乳房内有几个肿块?单发还是多发?单侧乳房还是双侧乳房?一般来说,生理性乳腺囊性腺病和乳腺纤维腺瘤常常可多发或双侧性。而乳腺癌只在一侧乳房内,尤其是外上象限。

⑥肿块的形态和边界。根据乳房内肿块的形态和其边界状况,往往可以鉴别良性肿物或恶性肿物。良性肿物的特点多为圆形或呈分叶状、结节状,边界清楚,与周围组织无粘连(注意恶性肿物的早期形态,好似良性肿物),而恶性肿物具有浸润性,边界很不清楚,且与周围组织粘连。

⑦患者的体位。乳房触诊发现乳房内有可疑肿块时,应该让患者变换适当的姿势和位置。如怀疑乳房外侧有肿块时,可让患者上肢自然下垂;如怀疑其内侧有肿块时,可让患者上肢高举过头。如坐位检查不满意,亦可

让患者仰卧位,肩下垫1个薄的枕头,再进行触诊,可能更容易发现问题和鉴别其他乳房疾病。

⑧乳晕和乳头的触诊。用拇指和食指按一定顺序轻压乳晕,观察乳头有无溢液,这样则不会漏掉乳头下面的肿块。

29. 为何要进行乳房的自我检查

在临床就诊的病人中,有80%是在洗澡或更衣时无意中发现乳房有肿物和其他问题而就医的。

乳腺自我检查是指女性对自己乳房的定期或不定期的自我检查,自我检查可及时发现乳房的异常情况,及时就诊,从而可以发现一些乳腺疾病,特别是可以早期发现乳腺癌。

对可触及肿物的乳腺癌,可以通过定期的自我检查而早期发现的,如无定期的自我检查,等到出现症状时就诊,大多已处于Ⅱ期、Ⅲ期,有的乳腺癌患者就诊时已经失去了根治的希望。如果早期发现Ⅰ期乳腺癌,术后5年生存率可达90%以上。

广大女性要学会乳腺的自我检查方法,做到对乳房的正确检查,这样才能早发现乳腺疾病及早治疗。

30. 如何正确进行乳房疾病的自我检查

(1)自查乳房的体位

①洗澡时检查乳房。洗澡时,皮肤表面潮湿,擦了肥皂后皮肤滑润,这有利于发现异常情况,此时用右手检查(触摸)左乳,注意有无局部增厚或肿块。

②在镜前检查乳房。检查时,选择光线明亮的地方,

脱去上衣和乳罩,充分暴露两侧乳房,面对镜子,将两上肢举起,注意乳房有没有局部隆起、凹陷及乳头有无改变,然后将两手叉腰,用力撑在腰髋部,使胸肌紧张后检查乳房有无变化。检查时,要特别注意两侧乳房是否对称,对于不对称的改变应高度重视。

③躺在床上平卧时检查乳房。躺下平卧,假如检查右侧乳房则在右侧肩背部垫一个小薄枕头,将右手枕在头下,这样可使乳腺组织比较均匀地暴露,便于检查。检查左乳时,用右手四指靠拢,放平,轻轻触按乳房,手指按一定方向,顺序检查,做圆周运动。

(2)检查的时间:在检查之前需注意选定一个日期,最好在两次月经的中间检查。因为此时乳房充血量少、柔软,较容易摸到肿块。

(3)自查乳房手指:正确的检查手法是用并拢的手指轻轻触按乳房,不能用手抓捏,否则易将正常乳腺组织误认为肿块。触摸时手掌要平伸,四指并拢,用最敏感的食指、中指、无名指的指腹按顺序轻扣乳房(图3)。

(4)乳房视诊内容:首先要看自己的两个乳房是否对称,皮肤的色泽有无改变,乳头是否有内陷或溢液。

①乳房外形。脱去上衣,面对镜子,双臂叉腰或上举过头,反复数次,观察乳房外形轮廓是否完整对称,有无轮廓异常。正常乳房具有完整的弧形轮廓,这种弧形轮廓的任何异常变化都应重视。

②乳房的皮肤。注意观察乳房的皮肤是否光滑,色泽是否正常,皮肤有无静脉曲张和水肿,皮肤有无点状凹

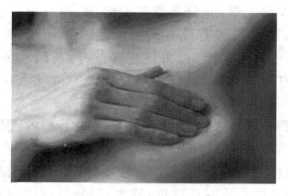

图3　自查乳房手指位置

陷(或称橘皮样变)及区域性凹陷(酒窝征)存在。

　　③乳头。察看两侧乳头高度是否在一条水平线上，两侧乳头、乳晕的颜色是否一样，乳头的皮肤有无脱屑或糜烂，乳头是否抬高或有回缩现象。

　　④胸壁。观察从乳头的外上方至乳头内下方的胸壁是否有较大的暗褐色病变突起存在，如有类似病变，要考虑可能是副乳头或副乳房。

　　(5)自查触摸乳房的次序：由乳房的外上、外下、内下、内上区域，最后是乳房中间的乳头及乳晕区，由于乳房的外上部分可延伸至腋下，检查时不能忽略了乳房的角状突出部分。稍小的肿块不易被触摸到，检查时可用左手托住乳房，用右手扪查。乳房下部的肿块常被下垂的乳房所掩盖，可托起乳房或平卧举臂，用另一手扪查，深部肿块如扪按不到时，也可采取前弓腰位检查。最后挤压乳头，注意有无液体流出，再用同样的方法检查两侧腋窝,注意有无肿大的淋巴结,这样就完成了乳腺的自我检查(图4,图5)。触摸就是要发现乳房内是否有肿块。在触摸过程中如发现异常情况,应及时到医院就诊。

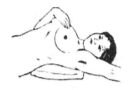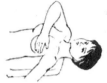

检查内侧部分　　　　检查乳房外侧部分　　　直立位检查法

图4　乳房自检方法及体位

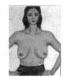

步骤1　　　　步骤2　　　　步骤3　　　　步骤4

面对镜子,双手叉腰,观察双乳房外形、轮廓有无异常。　举起双臂,观察双乳房外形、皮肤、乳头、轮廓有无异常　右手触摸左乳房上方有无肿块。　右手触摸左乳房内侧有无肿块。

步骤5　　　　步骤6　　　　步骤7

右手触摸左乳房下方有无肿块。　右手触摸左乳房外侧有无肿块。　仰卧平躺,肩部稍垫高,举起右手臂,左手触摸右侧乳房。然后,举起左手臂,右手触摸左侧乳房。

图5　乳房自检步骤

31. 怎样发现乳头抬高

检查乳头有无内陷或抬高，首先视诊乳房，仔细观察，然后让患者坐正，两臂自然下垂，一般以两侧乳房下半圆最低点连线为标准，测量其两侧乳头是否等高。此外，还可用一条无伸缩性的软带，一头固定于胸骨上切迹的中点，另一头分别测其两侧乳头尖的距离，即可比出乳头高低。

32. 如何证实乳房肿块与皮肤有无粘连

检查乳房肿块与皮肤有无粘连的常用手法，是用拇指和食指置于肿物两侧，两指相距 5 厘米左右，然后轻轻夹起两指间的皮肤，正常情况下，两指间的皮肤会渐渐隆起，如肿块已与皮肤粘连，就可见到皮肤凹陷。这说明，当乳腺癌在发展过程中与皮肤粘连时，癌的表面皮肤则出现收缩内陷现象。有时患者双手高举过头时，也可发现皮肤凹陷，这是由于胸壁筋膜上升，肿块及其上的皮肤也随之上升，该处可形成凹窝现象，证明肿块与皮肤粘连。同理，如将整个乳房推向肿块处，肿块所在处显出低凹。肿块部位不同，可采用不同手法和体位。

（1）内上部肿块：让患者两手自然下垂于两侧，或检查者将患者乳房下半部托起。

（2）外上部肿块：让患者挺胸，两手叉腰，两肩两肘尽量向后靠。

（3）下半部肿块：患者两臂水平外展。

（4）乳头区域或乳房深部肿块：患者向前弯腰，使乳房下垂。

这几种检查方法供临床参考使用，因为每个人乳房脂肪多少与弹性、高低不同，肿块大小与深浅也不一样。乳头与乳晕下的肿块因有乳腺管穿过，故与表面皮肤分不开。

33. 怎样才能了解乳房小肿块的活动度

乳房小肿块活动度检查具体做法：左手食指按在肿块的一边，右手食指按在其对侧，然后向左手食指方向轻轻挤压一下。活动度大的肿块，受挤压后即滑到左手食指指腹之下；此时，右手食指不动，左手食指也如法挤压一下，则小肿块又滑回右手食指指腹之下。亦可用单手法检查，即将食指按压于肿块一侧，固定不动，中指挤压肿块，待肿块滑动后，此指又稍放松，由于乳房肿块的弹性，使此肿块又被弹回原处，即可证明此肿块有活动性。这种检查方法对黄豆大小的肿块尤为适用。

34. 乳房移动度检查法怎样操作

乳房移动度的检查目的，是检查乳房深部与胸壁之间的移动度是否因粘连而减弱或消失。乳房移动度检查法分仰卧位和坐位2种。

（1）仰卧位法：双肩下垫一软枕，使胸部挺起，先将两臂自然放在胸旁，后将两臂上举过头使胸大肌紧张。检查者用一手推乳房的一侧，向上下左右方向移动，测试其移动度；再将乳房用双手捧起，比较胸大肌松弛与紧张时的差别。观察乳房全部或哪一部分受限。这个方法比坐位法要清楚,并可消除乳房下坠的影响。

(2)坐位法:患者坐正,两手叉腰。检查者一手握住患者整个乳房,向上下左右方向推动,测乳房移动度。为了排除因胸大肌紧张而使乳房移动度减小,可让患者两臂夹紧胸侧壁,使胸大肌真正紧张,再按上法检查乳房各个方向的移动度。正常乳房移动度,后一步较前一步小。当乳腺癌等肿块侵及胸大肌,乳房移动度明显减小。

35. 腋窝淋巴结是如何分布的

腋窝内淋巴结数目多,分布较广,根据其所在位置,一般分为5群。

(1)前群:位于胸大肌外缘下,紧贴胸廓侧面,是乳腺癌最早转移的腋淋巴结。

(2)外侧群:在腋静脉周围,收集上肢淋巴液。

(3)后群:在肩胛下肌表面,收集背部淋巴液。

(4)中央群:在腋窝中央,收集上述各群淋巴液。

(5)尖群:又称锁骨下淋巴结,在胸小肌上部,沿腋静脉的近端排列。

36. 怎样正确触诊腋窝淋巴结

触诊淋巴结是乳房检查的重点之一,尤其是乳腺癌。因此正确触诊腋窝淋巴结是非常必要的。

(1)前群:在乳房外侧,沿胸大肌外缘下触诊。

(2)内侧群:患者坐位,上臂高举。检查者的手掌朝内,手指尽量伸入其腋窝最高点,即尖部,压着不放。然后患者手放下,搁在检查者的前臂上。检查者在腋窝的手,即可沿胸侧壁自上而下进行滑动触诊,检查有无淋巴结肿大和乳房尾部有无肿块。

（3）后群:检查者站在患者的后面,患者上臂前平举稍外展。或患者坐位,前臂搁在桌上即可。检查者的手指伸入患者肩胛下肌表面触诊。触诊时,如发现淋巴结,应注意淋巴结的数目、大小、软硬度、活动度及有无粘连或融合。

37. 乳房钼钯 X 线摄片检查有何临床价值, 适应证有哪些

乳房钼钯 X 线摄片,能将乳房疾病的细微改变反映出来,并可将乳房深部不易扣及的微小病灶显示出来。这对早期发现隐性乳腺癌,提高手术治愈率有重要作用。它能显示出不同致密度的乳房软组织阴影。良性病变块影密度均匀,周围常有透亮度较高的脂肪圆影。恶性者块影呈分叶状,密度高,边缘呈毛刺状,常见细小密集的钙化影,有时可见增粗的血管影。定期进行乳腺 X 线检查的目的,主要是早期发现乳腺癌。美国"国立癌症研究院"及其他医疗联盟建议,每位年龄在 35～40 岁的妇女要做一次乳房 X 线摄影,通常称作基准的乳房摄影。40～49 岁的妇女每隔 1 年要做 1 次;50 岁以上则需每年检查 1 次。当遇到以下情况时,应当考虑进行定期乳腺 X 线检查:①35 岁以上有母亲(母亲、姐妹等)乳腺癌家族史者。②高年(35 岁以上)初产或未生育的妇女。③曾患乳

腺良性病变（如良性肿瘤、乳腺增生症等）的妇女。④曾患对侧乳腺癌的患者。⑤临床或 B 超检查怀疑有病变者。⑥绝经期较晚（55 岁）的妇女。⑦乳房较大,临床触诊不满意者。由于 X 线检查有一定的放射性损伤,故乳腺的定期 X 线检查不宜过于频繁,其间隔时间一般以 1～2 年为宜。

38. 乳腺癌活组织检查有哪些方法,检查时应注意哪些问题

（1）乳腺癌活组织检查方法:用于乳腺癌诊断的活组织检查方法有针刺活检、切取活检、切除活检、溃疡病灶的咬取活检、乳管内镜咬检等。

（2）乳腺活检的指征:①不能肯定性质的乳腺肿块、长期存在或有扩大趋势的局限性腺体增厚,特别是绝经后伴有乳腺癌易感因素者。②乳头及乳晕部的溃疡、糜烂或湿疹样改变,乳头轻度回缩,局部皮肤轻度凹陷、乳晕轻度水肿等可疑为早期乳腺癌症状者。③乳腺 X 线片表现为可疑肿块,成簇的微小钙化、结构扭曲区域等早期乳腺癌的影像。④乳头溢液,伴有或不伴有乳腺肿块。⑤非炎症性乳腺皮肤红肿、增厚等。

（3）切除活检时应注意的事项:①30 岁以上患者切除活检前应行双乳 X 线摄像,以便确定有无需行切检的多灶病变。②切除范围要大,将肿块连同周围少许正常乳腺组织一并切除。③术中疑为乳腺癌的病例,切除标本应同时送部分组织做激素受体测定。④对于瘤体较小的

病例,手术医生应对切除标本的病变定位标记,为病理科医生标明标本的方位。⑤术中应严密止血,一般不要放置引流条,严禁戳孔引流。⑥对于术中估计不需行进一步手术的病例,乳腺组织最好用可吸收线缝合。⑦病理科医生在取材前,应用印度墨汁或其他标记溶液涂擦其表面,以准确地观察所有切缘。对于要求保留乳房治疗的乳腺癌患者,如活检切缘无癌残留,则原发部位无需再行切除。

39. 乳腺癌活组织检查的适应证及意义是什么

(1)活检的意义:如果乳腺癌可以早期发现,病人生存率可以大大提高。而组织活检是确诊的主要手段,是乳腺癌诊断的金标准。

(2)活检的适应证:①临床体检发现乳房内肿块。②钼靶X线发现可疑微小钙化或致密块影。③超声检查发现可疑实质性块。④乳头溢液患者经乳管镜检查发现可疑病灶。

(3)活检的方法:①开放手术活检,优点为标本量大,诊断准确;缺点为切除较多乳腺组织,有较大皮肤切口瘢痕,美容效果差。②细针抽吸活检的标本量少,诊断可靠性差。③粗针穿刺活检的标本量较大,病理诊断准确率较高,但冰冻病理检查可靠性差。④麦默通穿刺活检是最先进的微创活检系统,为乳腺癌发现和诊断提供了更多更好的方法。

40. 哪些乳房疾病需要做乳房导管造影及乳管镜检查

乳腺导管造影主要用于病理性乳头溢液的乳房疾病，尤其适宜于诊断乳腺导管的疾患。

当乳腺导管病变时，出现不同程度的导管受压，管腔受阻、狭窄、中断，或见不规则的分支导管、导管腔扩张、导管移位等变化。

乳管内窥镜是一种乳头溢液而无肿块的乳管内微小病变的内镜诊断法。对于引起无肿块性乳头异常分泌症的乳管内微小病变性质的确定、明确血性分泌物的来源，乳管内窥镜检查是一种非常好的检查方法。乳管镜检查的意义在于：①明确乳头溢液的病因。②细化了手术适应证，减少不必要的手术。③缩小了手术范围，准确切除病变。④可对一些特殊类型的疾病进行探索性的治疗。⑤借助于乳管镜，开展一些微创治疗及微创手术。

41. 乳房细胞学检查有临床意义吗

乳房细胞学检查的方法有很多，主要有原发灶和转移灶的细针抽吸细胞学检查（FNA）、乳头溢液的涂片细胞学检查、湿疹样疾病和溃疡性病灶的刮片细胞学检查和各种组织标本的印片细胞学检查等。乳房细胞学检查的临床意义是有些乳房良、恶性疾病可有相对特异的细胞学表现，这样的疾病应用细胞学方法可以有很高的诊断准确率。

42. 乳房穿刺检查会导致癌扩散吗

　　恶性肿瘤的常用确诊方法中,针吸细胞学检查虽然有自身局限性,但它创伤最小、结果回报最快,并且十分易于重复检查,是一种很实用的检查方法。有人担心针吸检查会造成癌细胞播散,因而拒绝该项检查。其实这种做法十分不可取。国外有人曾经做过研究,让进行针吸检查的患者数周后再进行手术,结果表明,针吸患者的5～15年生存率并不亚于直接进行手术活检的患者。从数以万计的各种肿瘤穿刺病例来分析,尚未发现因穿刺检查而导致癌细胞扩散与转移者,因为穿刺手术刺激轻,损伤小,其促成癌细胞扩散的可能性比活检手术要小、要少。综上所述,充分说明针吸检查是安全的。

二、乳腺癌防治

43. 乳腺癌的流行病学情况

在众多癌症中,乳腺癌已成为严重威胁女性身心健康,甚至危及生命的常见病、多发病。其发病率呈逐年上升趋势。资料表明,全世界乳腺癌发生率正以每年0.2%～3%的幅度上升,1992年美国乳腺癌发病高达180 000例,发病率达111.4/10万。在欧美等西方发达国家,乳腺癌已成为女性的主要死因之一。我国虽属乳腺癌低发国家,但其发病率也呈上升趋势,在北京、上海、天津等大城市,乳腺癌已占女性恶性肿瘤发病的首位。流行病学研究发现,乳腺癌的发病率与经济发展水平或工业化程度有密切的关系,乳腺癌相对低发的地区在经济逐渐发达之后,乳腺癌的发病率也会逐步升高。而在同一地区内,往往文化层次高、收入水平高的人群发病率更高。所以,乳腺癌在很大程度上可以视为现代病或文明病。

44. 乳腺癌的发病与哪些因素有关

乳腺癌的具体发病原因目前不甚清楚,但多年的相关研究已经发现了一些与乳腺癌发病有关的因素,概括起来主要有以下几个方面。

(1)性别:女性乳腺癌发病危险比男性高100倍左右。

(2)年龄:乳腺癌的发病危险会随着年龄的增长而升高。在 45～50 岁前后,女性乳腺癌发病率上升趋势会有所趋缓,但此后会继续升高。

(3)月经因素:月经初潮年龄小、绝经年龄大和行经时间长都是乳腺癌发病的危险因素。

(4)生育因素:女性独身、初产年龄大(≥30 岁)或不生育,都是发生乳腺癌的危险因素。

(5)外源性雌激素:包括使用含有雌激素的口服避孕药物,绝经后妇女应用雌激素替代治疗。

(6)体质因素:绝经后体重增加也是乳腺癌发病的危险因素。

(7)饮食因素:饮酒可在一定程度增加乳腺癌的危险因素。

(8)乳腺疾病史:既往患有某些良性乳腺疾病且病理证明有非典型增生的妇女,曾有乳腺原位瘤的妇女,一侧乳房曾患乳腺瘤的妇女,另一侧乳房患乳腺癌的危险都会增高。

(9)电离辐射:年轻时胸部受到中、高剂量电离辐射也会增加患乳腺癌的危险。

(10)胚胎性基因突变:如 BRCA1 和 BRCA2 基因突变等。

(11)其他因素:地域、种族、经济、文化、家庭因素,以及乳腺癌家族史。

45. 乳腺癌好发于什么部位

乳腺癌的好发部位以乳房外上象限占多数,乳房肿块也以外上象限最多见。据有关资料统计,乳腺癌有60％发生在外上象限;12％发生在乳晕下;12％发生在内上象限;10％发生在外下象限;6％发生在内下象限;肿块累及全乳,占满全乳房者亦可见。

46. 乳腺癌为什么要早诊早治

虽然近年来乳腺癌的治疗已获得了长足的进步,但同其他疾病一样,治疗的效果与病情轻重有十分密切的关系。乳腺癌病人治疗后的 5 年生存率,在Ⅰ期病人约为 85％,在Ⅱ期病人约为 75％,在ⅢA 期、ⅢB 期病人分别约为 50％和 40％,在Ⅳ期病人只有约 10％。早期治疗可以获得更多的治疗选择、更高的生存机会和更好的生活质量,同时经济负担较小。

47. 为什么要检测乳腺癌肿瘤标志物

肿瘤标记物(tumor marker)又称肿瘤标志物,是指特征性存在于恶性肿瘤的肿瘤细胞,或由恶性肿瘤细胞异常而产生的物质,或是宿主对肿瘤的刺激反应而产生的物质,并能反映肿瘤发生、发展,监测肿瘤对治疗反应的一类物质。存在于肿瘤患者的组织、体液和排泄物中,能够用免疫学、生物学及化学的方法检测。由哺乳动物上皮细胞分泌的大分子量黏蛋白,如 CA125、CA15-3、CA549、CA27-29。其中 CA15-3、CA549、CA27-29 是异构体,都是乳腺癌的肿瘤标记物。1997 年,美国 FDA 批准 Mucin 1(CA15-3)作为Ⅱ/Ⅲ期乳腺癌复发的检测指标。CA15-3 作为乳腺癌的主要标记物,23％的原发性乳腺癌和 69％转移性乳腺癌可有 CA15-3 的升高。乳腺癌的Ⅰ期和Ⅱ期,仅有 10％～20％的病人有升高,所以不能用于乳腺癌的早期诊断。对晚期病人,当 CA15-3＞100kU/L 时,肯定有转移,敏感性高于 CEA(癌胚抗原)、TPA(组织多肽抗原)。所以,乳腺癌的肿瘤标记物首选CA15-3 和 CEA,其他的 TM(肿瘤标记物)对乳腺癌的早期诊断阳性率较低。

48. 哪些男性容易患乳腺癌

男性乳腺癌约占乳腺癌总数的 1％,同女性乳腺癌有很多相似之处,尤其是也有家族聚集性,也与雌激素有关。很多导致雌激素水平升高或雄激素水平下降的因素或疾病,都与男性乳腺癌发病有关。例如,该病较常发生于内分泌功能异常、出现乳腺发育的人群。性染色体的某些先天性异常,也可以显著增加男性乳腺癌的发病危险。血吸虫性肝,常常由于肝脏灭活雌激素的能力下降而导致体内雌激素的大量蓄积。患者常可出现某些女性化倾向,包括乳腺发育,而这些患者发生乳腺癌的机会也明显高于普通人群。此外有研究报道,20 岁以后发生腮腺炎性睾丸炎的男性患乳腺癌的可能性较大,应提高警惕。

49. 男性乳腺癌有什么特点

同女性乳腺癌一样,男性乳腺癌也可见于儿童到老年的各个时期。据报道,男性乳腺癌最早可见于 5 岁,最晚有 93 岁者。其平均发病年龄在 60 岁左右,高于女性。

男性乳腺癌的临床症状与女性有类似之处,多以乳房肿物为首发症状,部分病人则以乳腺局部僵硬、乳头溢液、乳房胀痛为首发症状。偶尔男性也可以发生以乳头、乳晕区湿疹样改变为主要表现的湿疹样癌和以大面积乳房皮肤红肿为主要特征的炎性乳腺癌。但隐匿性乳腺癌在男性十分少见,这种癌的乳腺原发灶往往不易发现,而常以腋窝淋巴结转移为首发症状。癌同样首先在乳腺内发展,但由于男性乳腺组织菲薄,常常短时间内就会出现乳腺外侵犯。与此相一致的是,男性乳腺癌也比较容易发生腋窝淋巴结转移和内乳淋巴结转移,后者可能是因为男性乳腺癌一般离乳头、乳晕区都比较近。男性乳腺癌发病率低,病人和相当多的医生对该病普遍缺乏警惕性,往往在首发症状出现 1 年以上方能得到确诊。这些因素决定了该病确诊时往往病期较晚,预后较女性乳腺癌更差。

50. 为什么乳腺癌患者的精神因素不能轻视

乳腺癌的发生与内分泌、遗传、病毒等因素有密切关系,但人的精神因素可以导致癌瘤的发生和生长,却没有引起人们足够的重视。

有人观察到这样的事实,患同一种癌症,分期和治疗方案均相同,有的患者死了,而有的却恢复了健康。有很多患者本可以存活好多年,但由于他们思想绝望,情绪消沉,加之长期的紧张、忧郁得不到松弛,使机体和精神的压力达到了极限。这种精神压力，为癌症病体的修复带来了极其消极的影响，所以此类患者很快就离开了人世。而与此相反，有些晚期乳腺癌患者经过必要治疗后，虽然预后很差，寿命非常有限，但他们没有思想负担，坦然面对人生，几年以后，身体仍然相当健康。这说明精神因素与癌症之间有着特殊的联系，心理状态可以转化为生理变化，既可导致癌瘤发生、发展，又可促使患者恢复健康。因此，对乳腺癌患者的精神因素不可轻视。当然，比精神压力更重要的是个人对精神压力的不同反应和不同的对待手段，弄清对付精神压力的正确方法，患者才能跳出精神压力的泥沼，调动起人的积极因素同疾病做斗争，使疾病向好的方面转归。

51. 中医学怎样认识乳腺癌

我国古代文献中很早就有关于乳腺癌的记载，比英国的派杰发现此病早 1200～1300 年。古代医学家形象地把乳腺癌称作为"乳岩"，可见当时对乳腺癌已经有了相当程度的认识，其中一些至今仍然指导着中医临床。

历代医书对乳腺癌的形成、治疗都有大量的叙述，隋、唐时期曾称谓"乳石痈"。《肘后备急方》指出："若恶核肿结不肯散"，"痈结肿坚如石，或如大核，色不变，或做石痈不消"，"若发肿至坚而有根者，名曰石痈"等描写乳腺癌的石样硬度，成为我国医学文献中乳岩命名的起源。《诸病源候论》记载："肿而皮强，上如牛领之皮，谓之疽也。"均符合对乳腺癌中橘皮样水肿的描述，成为后世医家对本病认识的基础。《妇人良方》的描述尤为详尽："若初起，内结小核，若如鳖棋子，不赤不痛，积之岁月渐大，巉岩崩破，如熟石榴，或内溃深洞，血水滴沥……"十分符合乳腺癌的晚期表现，在乳腺癌的临床诊断上是一个很大的进步。《外科正宗》描述亦为深刻："一妇女左乳结肿，或大或小，或软或硬，俱不为痛，已半年余，方发肿如覆碗，坚硬木痛，近乳头垒垒遍生疙瘩……"这个"垒垒遍生疙瘩"颇符合晚期乳腺癌出现的皮肤卫星结节，是一部既阐明病理，又举出了实例的医学著作。清·《医宗金鉴》还提出了乳岩晚期累及腋下与胸壁的症状："乳岩初起结核隐痛……耽延继发如堆栗，坚硬岩形引腋胸。"

由此可见，中医对乳腺癌早有系统的认识，积累了丰富的实践经验和宝贵的理论认识。

52. 乳腺癌在组织学上是怎样分类的？

从病理学的角度，乳腺癌可以划分为如下几类：

（1）非浸润性乳腺癌（即原位癌）：其实际上为没有血管和淋巴管、局限于上皮层、未突破基底膜的恶性细胞团。包括小叶原位癌、导管内癌（导管原位癌）、没有肿瘤的湿疹样癌等。一般预后好。

（2）早期浸润癌：包括导管癌早期浸润和小叶癌早期浸润，为原位癌开始向组织间质浸润的阶段。其预后一般较浸润癌好。

（3）浸润性特殊型乳腺癌：在浸润性乳腺癌中预后相对较好。包括乳头状（腺）癌、髓样癌伴大量淋巴细胞浸润、小管癌（也叫高分化腺癌）、黏液腺癌（即黏液癌或胶样癌）、腺样囊性癌（即囊腺癌）、大汗腺癌、鳞状细胞癌和乳头佩吉特病 8 类。

（4）浸润性非特殊型乳腺癌：最为常见，预后较差。包括浸润性小叶癌、浸润性导管癌、硬癌、髓样癌（软癌）、单纯癌和腺癌 6 类。

（5）其他类型浸润性乳腺癌：相对少见。包括预后较好的分泌型癌（即幼年性乳腺癌，该病主要见于少年儿童，也可发生于成年人），预后较差的印戒细胞癌、富脂质癌；还有预后不一的乳头状瘤病癌变、腺纤维瘤癌变和伴化生的乳腺癌。

53. 乳腺癌如何分期，对临床有何指导意义

分期有三大要素。原发肿瘤大小及其局部侵犯情况，以 T（Tumor）来代表；区域淋巴结转移情况，以 N（Node）来代表；全身性转移情况，以 M（Metastasis）来代表。分期是评估病情的一种简便实用的综合方法，分期体系在很大程度上反映了乳腺癌的发展进程，分期越高预后越差。同时，分期体系中不同期别患者由于预后不同，治疗原则和治疗方法也可以有很大差别。因此，合理分期是合理治疗的必要前提。以下是乳腺癌的临床分期：

（1）国内分期

一期：肿物＜2 厘米，与皮肤无粘连，无腋窝淋巴结转移。

二期：肿物 2～5 厘米，与覆盖皮肤有粘连，但尚可推动，同侧腋窝有散在而活动的肿大淋巴结。

三期:肿物>5厘米,与覆盖皮肤广泛粘连,与胸肌有粘连,同侧腋窝有融合成团的肿大淋巴结,活动度小。

四期:肿物广泛侵及乳房皮肤,与胸壁粘连固定,有时肿块溃破,同侧腋窝淋巴结融合成块固定,锁骨上或对侧腋窝扪及肿大淋巴结,常伴有肺、肝、骨骼等远处转移。

(2)国际 TNM 分期

①T(肿瘤)

T0:原发癌瘤未查出。Tis:原位癌(非浸润性癌及查到肿块的乳头湿疹样乳腺癌)。

T1:癌瘤长径≤2.0厘米。

T2:癌瘤长径>2.0厘米,≤5.0厘米。

T3:癌瘤长径>5.0厘米。

T4:癌瘤大小不计,但侵及皮肤或胸壁(肋骨、肋间肌、前锯肌),炎性乳腺癌亦属之。

②N(淋巴结)

N0:同侧腋窝无肿大淋巴结。

N1:同侧腋窝有肿大淋巴结,尚可推动。

N2:同侧腋窝肿大淋巴结彼此融合,或与周围组织粘连。

N3:有同侧胸骨旁淋巴结转移。

③M(远处转移)

M0 无远处转移。

M1 有锁骨上淋巴结转移或远处转移。

(3)分期标准:根据以上情况进行组合,可把乳腺癌分为以下各期。

0 期：TisN0M0。

Ⅰ期：T1N0M0。

Ⅱ期：T0-1N1M0，T2N0-1M0，T3N0M0。

ⅢA期：T0-3N2M0，T3N1M0。

ⅢB期：T4任何NM0，任何TN3M0。

Ⅳ期：包括M1的任何TN。

54. 乳腺癌是怎样转移的

所谓乳腺癌转移，是指一个或数个乳腺癌细胞群在乳房外的身体其他部位生长，最常见的转移部位是肺、骨、肝和脑。乳腺癌的扩散是癌细胞借助变形运动，直接蔓延或穿过血管、淋巴管进入组织，建立转移灶。其具体转移途径如下：

（1）直接蔓延：乳房内的癌瘤不断增大，向周围组织侵犯，累积乳房皮肤、乳头、胸大肌及筋膜等，并与之固定，表面出现较大的凹陷，皮肤出现水肿，呈橘皮样或溃疡改变。导管内癌，沿乳腺导管系统蔓延，可仍保持在导管内生长。

（2）沿淋巴道扩散：乳腺癌的主要扩散方式是沿淋巴道转移。其方式有两种：①癌细胞沿淋巴管生长，直接蔓延至淋巴结周围的间隙。②癌细胞是以癌栓的方式，随淋巴液的流动扩散到淋巴结。癌细胞侵犯淋巴结后，在适宜的条件下，将不断增殖成癌细胞团，直到累及整个淋巴结。一般来说，病程越晚淋巴结受侵犯的数目越多，也越容易见到结外蔓延。当腋窝淋巴结出现了广泛转移时,其输入淋巴管常可被阻塞,引起淋巴逆流,使癌栓得以逆行扩散到癌瘤附近的皮肤,成为一粒粒的红色或暗红色的小结节——卫星结节。此外,当癌瘤广泛浸润乳房组织,阻塞了皮肤淋巴管与乳腺内淋巴管的通路时,造成从乳腺引流来的淋巴液逆流,使得部分癌栓随逆流的淋巴液,经真皮淋巴管转移至对侧乳房或对侧腋下淋巴结,并形成新的癌灶。当然,这是经淋巴道转移的,可是癌细胞的扩散,不易把血行播散和淋巴道播散截然分开。因为,在静脉和淋巴管之间有许多交通支,常使血液和淋巴液中的成分互相交换,有时还会不经淋巴结直接入胸导管进入血液,开始了血行扩散。

(3)沿血道扩散:乳腺癌晚期,癌瘤可沿血道扩散到远处的主要器官或血道。癌细胞进入血液的途径有4种形式。①侵犯静脉管壁入血。癌细胞侵犯静脉壁是造成癌细胞入侵血液循环的最常见的途径。静脉被侵犯与癌瘤的分化程度有一定的关系,癌瘤分化程度越低,静脉侵犯率越高。②经淋巴途径入血。已侵入淋巴管的癌细胞可随淋巴液流入胸导管或右淋巴导管,分别在左右两侧颈静脉角附近汇入体静脉,引起血道播散。有人发现区域淋巴结内血管侵犯率相当高。因此从血管侵犯的意义来看,在区域淋巴结内找见血管侵犯,比在原癌瘤内找见血管侵犯更为严重。有学者认为,人体的淋巴系统与血液系统间的通道很多,故诸多的通道成为癌细胞经淋巴途径入血的重要基础。③由组织直接入血。癌细胞可借助阿米巴运动,直接进入癌组织的小静脉,也可由淋巴结、淋巴管及其管壁到组织中去,然后再由组织间隙直接穿过血管壁,进入血液。④血管外伤时渗入血道。当癌瘤遭受意外创伤(如取材活检时方法不当或检查癌瘤手法过重或其他原因挤压等),癌灶内血管壁出现缺损,癌细胞可经血管壁的破损渗入血道,从而引起血行扩散。以往认为血运转移多发生在晚期,这一概念已被否定。研究发现,有些早期乳腺癌已有血运转移。癌细胞可经淋巴途径进入静脉,也可直接侵入血循环而致远处转移。

55. 乳腺癌的常见症状和体征是什么

乳腺癌最常见的症状是乳房肿块。应特别注意那些不痛的肿块,而且肿块往往是前期症状,约占乳腺癌病例的95%,肿块常为单发,无异样感觉、质地较硬、边缘不整齐,表面不光滑。少数病例肿块亦可疼痛。肿块能否推动,取决于肿瘤的浸润程度。早期和中期的乳腺癌肿块都易被推动,晚期肿块则完全固定而不易被推动。

第二个最常见的症状是乳头溢液,发生于10%左右的乳腺癌病例。以乳头溢液为惟一症状的乳腺癌比较少见,若伴有乳房肿块,则乳腺癌的可能性就比较大了。

乳房皮肤异常改变亦是乳腺癌的常见症状。如乳房皮肤凹陷或皱缩,说明癌瘤已累及皮肤或局部乳房组织已被癌瘤浸润而引起纤维化和挛缩。当癌瘤广泛侵犯乳房皮肤及皮下淋巴管时,可引起橘皮样水肿。皮肤溃疡多见于病程长和体积大的晚期乳腺癌,预后不好。皮肤卫星结节是由于一些癌栓随着淋巴液逆流,发展为多数性皮肤转移小灶,这是一个更为晚期的体征。若多个结节集合成片,皮肤变得硬而粗糙,颜色变暗,像铠甲似的,此种病变可延及大片范围。乳头内缩、抬高、瘙痒、皲裂或糜烂等异常改变,也是乳房恶性疾患易见症状,应该引起注意和高度警惕。

56. 什么情况下会引起乳腺癌疼痛

乳腺癌患者主诉乳房疼痛的较少见,只占乳腺癌患者的 1%左右。其疼痛性质,有的为暂时性刺痛,有的为阵发性隐痛,有的为持续性钝痛,有的为烧灼痛,有的在扣压时才有痛感;剧烈疼痛较少见。如果持续数日以上的癌性疼痛,可能由下面一些情况所引起。

(1)癌瘤对神经的压迫,如臂丛神经受侵犯后,可引起疼痛。

(2)炎症或感染一直未被控制。

(3)管腔阻塞,特别是血管阻塞引起的血液循环不良。

(4)当癌瘤广泛累及输入淋巴管,以致淋巴回流发生严重障碍时,则出现患侧上肢淋巴性水肿,亦可出现疼痛,且不易缓解。

(5)骨组织是乳腺癌最容易累及的组织之一,骨内转移所致的骨质破坏,临床常表现为持续性疼痛。

(6)胸膜是乳腺癌最易转移的部位,亦表现为持续性胸痛。

(7)手术的后果、药物的不良反应或身体不活动而造成的僵硬。

(8)对癌症的心理反应,如紧张、忧虑或焦虑。

57. 诊断乳腺癌有哪些常用检测方法

（1）传统普查方法

①乳房自查。

②临床乳腺检查对早期乳腺癌的发现比例仍较低，很难降低乳腺癌的病死率；目前采用 3-3 法检查乳腺：中间 3 指的指腹、对每一区域进行 3 种不同压力检查、每一侧乳房至少检查 3 分钟。

③乳房 X 线检查（钼钯 X 线摄片）是目前发现乳腺早期肿瘤的最重要的有效手段，一般认为 X 线普查比临床早期发现乳腺癌要早 2.5～3.5 年。早期乳腺癌的 X 线表现主要有结节影、微小钙化和局部乳腺结构紊乱。

④目前，高频乳腺超声波检查。已经逐渐成为乳腺癌早期诊断的主要手段。优点是无创、经济、可重复检查；鉴别实性肿块和囊性肿块有优势；定位准确，可以显示乳腺的结构；能够探测腋窝和锁骨上淋巴结的情况；可辅助 X 线检查对致密乳腺进行排查。

⑤乳腺红外线检查，具有无损伤、直观性好、价格低廉等优点，但阳性率较低，受干扰的因素较多。

⑥乳管内镜检查，可检查乳管内微小病变，进行细胞学涂片检查，方便易行，但是其阳性率仍较低。光导纤维乳管内镜检查是目前检查乳头溢液的最佳选择手段。

⑦乳腺组织活检病理学检查，可对上述检查发现的可疑病灶进一步检查明确诊断，在显微镜下作出明确诊断。

⑧细针穿刺细胞学检查（FNA）简单易行，但有假阳性和假阴性的问题。

⑨穿刺组织学检查（CBE）明显优于 FNA 检查，弥补细胞学检查的不足，不但能够定性，而且能够进行免疫组织化学的检查，为进一步治疗提供各种肿瘤生物学信息。

⑩导丝定位外科切除活检方法，能对可疑微小病灶进行确诊。

（2）新的普查技术

①CT 既可以显示肿瘤的形态学特征，又可以反映肿瘤的血流动力学特点，有助于良恶性肿瘤的鉴别诊断，但是 CT 检查不能显示病变内的钙化，特别是早期乳腺癌中所伴有的微小钙化，而且费用相对较高，不宜作为常规早期乳腺癌的筛查工具。

②乳腺磁共振成像检查不受乳腺密度的影响，对发现乳腺病变具有较高的敏感性，目前乳腺的磁共振成像（MRI）检查目的性基本明确早期乳腺癌的诊断（直径小于 2 厘米）；鉴别肿瘤的良恶性病变；观察乳腺癌的浸润情况，特别是观察其他影像学检查容易漏掉的微小异常病灶。因此，MRI 是乳腺癌普查的最为理想的方法，目前作为乳腺癌高危人群的筛查手段。

③BRCA1 和 BRCA2 基因与遗传性乳腺癌密切相关。

④新的细胞学诊断方法和血液检查，如最新的血液中核基质蛋白（NMP）的监测等，有待进一步临床观察证实。

58. 乳腺癌是如何发展变化的

乳腺癌为恶性肿瘤，但其恶性程度与其他脏器肿瘤相比并不是最高的。据报告,乳腺癌的肿瘤倍增时间平均为 198 天。如此计算,乳腺癌从一个单一起始的肿瘤细胞发展成为一个 1 厘米直径的癌块,需经 16 年,从 2 毫米变成 1 厘米也需时近 4 年。可见乳腺癌生长速度较慢。

虽然乳腺癌的生长和发育速度不一,但一般说来,患者自发病至就诊时间平均 1~2 年。若患者不经治疗,从发病至死亡的平均自然生存期(带瘤生存)为 3 年余。发病后的病人约 20% 能活到 5 年,5% 左右活到 10 年。个别患者也有活至 20 年者。

医学界为了统计癌症病人的存活率,比较各种治疗方法的优缺点,采用大部分患者预后比较明确的情况作为统计指标的是 5 年生存率。5 年生存率,系指某种肿瘤经过各种综合治疗后,生存 5 年以上的比例。用 5 年生存率表达有其一定的科学性。某种肿瘤经过治疗后,有一部分可能出现转移和复发,其中的一部分人可能因肿瘤进入晚期而去世。转移和复发大多发生在根治术后 3 年之内,约占 80%;少部分发生在根治术后 5 年之内,约占 10%。所以,各种肿瘤根治术后 5 年内不复发,再次复发的机会就很少了,故常用 5 年生存率表示各种癌症的疗效。术后 5 年之内,一定要巩固治疗,定期检查,防止复发,即使有转移和复发也能及早治疗。另外,也有用 3 年生存率和 10 年生存率表示疗效的。

59. 乳腺癌一定会有肿块吗

肿块是乳腺癌重要的局部表现之一,但能够形成局部肿块的乳腺疾病还有其他许多种,尤其是一些乳腺良

性疾患,诸如乳腺纤维腺瘤等。另外,必须引起注意的
是,绝不是说乳腺癌一定要表现出局部肿块。首先,乳腺
癌即使有肿块也未必都能发现。早期的小肿瘤、较为柔
软的肿瘤和较为深在的肿瘤都较难摸到,在乳腺组织较
为发达和致密的年轻妇女尤其如此。有些小肿瘤还可能
接近或超出影像学检查的极限,另外还有不少肿瘤可以
在一种或多种影像检查中不显影或显影不典型,因此很
容易漏诊。例如,导管内乳头状瘤癌变一般都很小,很难
摸到或检测到。其次,有些类型的乳腺癌确实可以没有
一般意义上的肿瘤。这些乳腺癌包括隐匿癌、炎性乳腺
癌和湿疹样乳腺癌等,均极易发生误诊。其中隐匿癌一
般是指以淋巴结等转移灶为首要表现而乳房没有可触及
肿物的乳腺癌。隐匿癌多数经过临床和病理学检查是可
以找到乳腺原发灶的,少数则始终不能找到原发灶。炎
性乳腺癌是乳腺癌中预后最为恶劣的,以乳房皮肤红、
肿、热为突出表现,十分类似于急行乳腺炎。约半数的炎
性乳腺癌没有肿块。湿疹样乳腺癌又称乳头佩吉特病,
以乳头和乳晕的湿疹样改变为突出表现,约 1/3 病人没
有伴随肿物。湿疹样乳腺癌一般预后良好,但长期延误
诊断反而使其成为预后较险恶的晚期癌。综上所述,乳
房有肿块不一定就是乳腺癌,乳腺癌也未必都有肿块。
为了提高乳腺癌早期诊断,减少乳腺癌误诊率和漏诊率,
提高乳腺癌患者的生存率和生活质量,必须摒弃乳腺癌
一定有肿块的陈旧观念,提高对早期乳腺癌的警惕性,并
积极参加普查,其中也包括一侧乳腺癌术后对健侧乳房

的定期体检和 X 线检查。

60. 腋窝淋巴结肿大就是乳腺癌转移吗

常有一些患者,一发现腋窝淋巴结,就以为是乳腺癌转移而担忧不已。其实,在绝大多数情况下,腋窝扪及淋巴结多为良性,即使在临床医师检查认为有腋窝淋巴结转移者,也约有 1/3 病理学证实是良性的。淋巴结是人体淋巴器官的一部分,遍布全身,主要分布于血管分叉处,躯干和关节凹陷处的淋巴回流通路上,以及腋窝、腹股沟、盆腔、纵隔、腘窝及肠系膜等处。淋巴结多呈圆形、椭圆形,大小不等。长径多在 0.1～2.5 厘米,短径在 0.05～1.5 厘米。淋巴结总数在个体间有很大差异,一般为 300～500 个,儿童淋巴结数量较多,老年人因钙化、纤维变性或退化,淋巴结数量会有所减少。淋巴结是机体重要的外周性免疫器官,有人称它为"防线"。这就是说,当细菌、病毒、癌细胞、异物随淋巴流经淋巴结时,有可能被淋巴结中的吞噬细胞所吞噬或消灭。同时,淋巴结在这些物质的不断刺激下,又可产生免疫反应,提高抗病、抗癌能力。因此,淋巴结是机体重要防御系统的一部分。

61. 哪些情况可引起腋窝淋巴结肿大

(1)淋巴结炎:最常见,多是由链球菌或金黄色葡萄球菌等致病菌及其产物引起的淋巴结炎症反应。细菌通常是从上肢、肩部和胸部的损伤、感染,经淋巴管而来。分急性和慢性两种。前者起病急、病程短,患者常伴寒战、高热、脉速、头痛、倦怠,以及食欲缺乏等全身症状。

发炎的淋巴结肿大,初起质硬,并有压痛,尚可推动。此期经抗生素治疗,肿大的淋巴结可消退。若细菌致病力强,炎症可继续恶化,相邻淋巴结也逐渐肿大,皮肤发红、发热,且有水肿与压痛,肿大的淋巴结可粘连成团块,不易推动,进而化脓、破溃。若病变以增殖为主,经抗菌治疗后疼痛虽可消失,但肿大的淋巴结不易复原,仍有硬结遗留。慢性淋巴结炎,常由急性淋巴结炎转变而来,淋巴结肿胀而坚硬,并有大量的纤维结缔组织增生,临床症状很少,压痛不明显,淋巴结很少粘连成团块。反复感染的淋巴结不仅失去了防御作用,而且易成为隐藏细菌的场所。但至今为止尚无证据确认,反复发炎的淋巴结可能癌变。

(2)淋巴结核:淋巴结核是一种常见的结核病,是由结核杆菌引起的一种慢性淋巴结炎,病程缓慢,全身症状少,或仅有低热、倦怠、食欲缺乏等症状。初期,肿大的淋巴结相互分离,能推动,当发生淋巴结周围炎时,淋巴结则相互粘连,融合成团,并可累及皮肤和周围组织。此期表现酷似癌症,需加以鉴别。若予以抗结核治疗,往往可以奏效,使肿大融合的淋巴结缩小、分离乃至消失。到了晚期,淋巴结呈干酪样变、液化而形成寒性脓肿,继而破溃形成经久不愈的窦道或溃疡,并排出混有豆渣样碎屑的稀薄脓液。此时,淋巴结核的诊断明确,无需与癌转移淋巴结鉴别。

(3)淋巴结反应性增生:一些接种疫苗的儿童或癌症病人注射免疫制剂时,均可发生引流区域淋巴结(如腋窝淋巴结)的肿大,常伴有低热。这是一类具有特殊病史的淋巴结反应性增生,是机体应激反应的结果。另外,随着生活水平的提高,宠物饲养热悄然兴起,一种被称为"猫抓病"的疾病也逐渐增多。患者有养猫史,当上肢或胸部被猫抓后 1~2 周,在其患处皮肤出现皮疹,然后变为脓疱或结痂,腋窝淋巴结也肿大起来。据认为,该病是由病毒感染所致,但临床症状不明显,易被忽略。

(4)恶性淋巴瘤:恶性淋巴瘤是原发于淋巴组织的恶性肿瘤,青壮年多见,男性多于女性,是一种全身性疾病。局部表现为淋巴结肿大,可发生于任何部位,但好发于腋窝、颈、腹股沟等处。病程短,初期无症状,可出现发热、乏力和恶病质。受累淋巴结初起各自分开,继而互相粘连,固定。侵入邻近组织、器官时,可出现压迫症状和局部水肿,常经血道转移至肺、肝等脏器,预后不良。

(5)淋巴结癌转移:凡乳腺癌、肺癌、上肢恶性肿瘤等均可转移到腋窝淋巴结,引起淋巴结肿大。一般情况下,癌细胞首先转移到引流区域淋巴结,也可经淋巴管或血液蔓延至全身。当淋巴结被癌细胞侵犯后,受累的淋巴结肿大、变硬,一般无压痛,初期尚可移动。病情进一步发展淋巴结迅速增大、粘连,或与相邻组织浸润粘连成块,固定且难以移动。详细检查可找到原发灶。

(6)肿瘤性淋巴结炎:肿瘤性淋巴结炎并不是癌的淋巴结转移,属慢性淋巴结炎。它是淋巴结中的网状内皮细胞和淋巴细胞对入侵肿瘤细胞发生的炎性反应。初期尚可活动。一旦淋巴结包膜被破坏,则可与相邻淋巴结粘连成团、固定。继发感染时，也可化脓。因此，乳腺癌患者腋窝淋巴结肿大，也可能是肿瘤性淋巴结炎所致，不一定是癌转移。

62. 影响乳腺癌预后的因素有哪些

乳腺癌的局部侵犯情况，腋窝淋巴结转移情况，有无全身性转移及由此构成的 TNM 分期，是最重要的预后因素。某些病理类型也是决定病人预后的因素。激素受体状况也是判断病人预后的常规指标。雌激素（ER）、孕激素（PR）受体阳性，首先反映出癌细胞保持了正常细胞的某些重要功能，对激素刺激还有一定的依赖性，说明其分化程度可能相对较好。另一方面，也说明肿瘤很可能是激素依赖性的。这本身也是癌细胞的一个弱点，应用内分泌治疗措施往往可以有效控制它。因此，相对于其他癌细胞来讲，这种细胞兼有恶性程度较低和有效治疗措施较多 2 个特点，使其预后也会相对较好。病灶的部位也是一项预后指标。有研究发现，腋窝淋巴结没有转移的病人，病灶位于乳腺内侧者，术后复发率可能高于病灶位于外侧者；转移性乳腺癌、锁骨上淋巴结转移、骨转移和软组织转移者，预后要优于内脏转移者。年龄和绝经与否也具有预后价值。血清学指标也有预后意义，其中癌胚抗原（CEA）水平可以在某种程度上反映癌细胞的原始性。有研究发现，血清 CEA 水平与病人的长期生存率呈显著的负相关。

63. 炎性乳腺癌有什么表现

炎性乳腺癌并非一种独立的病理学类型，而是多以

1/3 以上乳房皮肤红肿作为诊断标准的乳腺癌。一般认为,皮肤红肿的原因是皮下淋巴管广泛发生癌栓,致使淋巴回流受阻,皮肤水肿,组织张力升高,毛细血管受阻、扩张而大量充血。皮肤红肿、皮温升高、乳房疼痛和病变范围迅速扩展,都使本病与急性乳腺炎极为相似。少数情况下,该病还可发生在妊娠、哺乳期,并可以出现一定程度的发热,这使其更易误诊为急性乳腺炎。炎性乳腺癌最具特征性的表现是皮肤改变,其颜色呈粉红色至紫红色不等,一般病程越晚,颜色越深。患处皮肤温度常常高于对侧相应部位,并因水肿而增厚、僵硬,失去弹性,可呈橘皮样改变。其病情进展十分迅猛,预后极为险恶。

64. 炎性乳腺癌如何治疗

炎性乳腺癌是一种明确的全身性疾病,虽然尚有 2/3 病人在就诊时并没有明显全身性转移灶,但这部分病人也往往有可迅速恶化的亚临床转移灶,其恶劣预后与临床Ⅳ期乳腺癌相差无几。目前,较为常见的治疗组合是局部治疗(单独放疗或手术＋放疗)＋全身性治疗(化疗＋内分泌治疗)。手术常常选用乳腺单纯切除＋Ⅰ级腋窝淋巴结切除,有时也应用改良乳腺癌根治术。

65. 乳头佩吉特病是一种什么病

湿疹样乳腺癌是一种特殊类型的乳腺癌。该病又称为乳头佩吉特病,因为在 1874 年一位姓派杰(Paget)的人首次报道了 15 例皮肤有湿疹样改变,同时又有乳腺癌瘤的病例。湿疹样乳腺癌的起源还没有一致的看法。目前,多数学者认为佩吉特细胞起源于乳腺的大导管,沿着位于乳头下方的输乳管窦向乳头方向扩散。湿疹样乳腺癌一般只占全部乳腺癌的1%左右。该病可以伴有或不伴有癌性肿块,而肿块往往就在皮肤病灶附近,但也有距其较远者,目前也没有证实肿块与皮肤病灶之间有什么固定的联系。乳腺X线检查和超声检查,可以帮助判断乳腺内是否有癌瘤,并确定癌瘤的位置和数量,这对于确定局部治疗方案很有帮助。磁共振成像检查能够帮助发现隐匿的病灶。该病的确诊方法有两种,一是进行刮片细胞学检查,二是进行病变切除活检。与其他类型的乳腺癌相比,湿疹样乳腺癌的预后相对较好。

66. 得了乳腺癌还可以生育吗

目前,还没有证据说明乳腺癌病人在治疗后妊娠和分娩会对预后产生不利影响。实际上,很多文献提示,患乳腺癌后妊娠的病人似乎较不生育妇女的生存率还要高。但有一点需要注意的是,由于乳腺癌治疗后的复发有半数是出现在2~3年内,因此乳腺癌病人应在治疗后等待2年左右再怀孕为妥,这样可以使侵袭性较强的癌有时间表现出相应的临床征象。对于肿瘤雌激素受体阳性的年轻妇女,还是以完成5年三苯氧胺治疗后再考虑怀孕为宜。当然,在怀孕前应充分咨询肿瘤科及妇产科医生,进行全面的复查,才能确保生育一个健康的宝宝。

67. 乳腺癌是不可治愈的吗

坦白地讲,患了癌症是一件非常不幸的事,对于患者本人及其家庭都是一个极大的打击,患者知道自己的病情后,往往会非常消极、悲观,甚至产生厌世情绪,因为在人们的传统观念中癌症与死亡是联系在一起的。但是,随着医学日新月异的进步,不断有治疗癌症的新方法、新技术、新药物问世,如今患了癌症也并不像人们所想象的那样,是患了"不治之症"。像乳腺癌这类发生于体表器官的恶性肿瘤,其预后是比较好的。有资料表明,如果乳腺癌能够在早期发现,并及时正规治疗,则术后 5 年以上生存率可达 90% 以上。因此,如果患了乳腺癌,千万不要悲观,应勇敢地面对现实,积极与癌魔做顽强的斗争。只要有了正确对待疾病的态度,积极配合医护的治疗,才能有一个令人满意的结果。

68. 评价乳腺癌疗效的最根本指标是什么

生存指标与生活质量指标,是评价乳腺癌疗效的最根本的指标,这两个指标也是肯定癌症预防、治疗、诊断措施的价值的指标。通俗地说,癌症治疗的目的基本上就可以概括为让患者活着和活好这两条。也就是大家经常说的,不但要活得长还要活得好。

69. 为什么不能忽视乳腺癌内分泌治疗

我们已经知道乳腺器官是激素分泌的靶器官,乳腺的生长发育及变化与激素分泌有极其密切的关系。所以,乳腺癌的发生、发展与雌激素的刺激作用有关。针对雌激素刺激作用进行的治疗就是内分泌治疗。由于内分泌治疗往往就是简单的服药,而且内分泌治疗的不良反应很少,所以很多人都很轻视这种治疗,但事实上内分泌治疗的价值是无可比拟的。三苯氧胺是乳腺癌内分泌治疗最常用的药物,为了证实该药的作用,美国早期乳腺癌试验人员协作组(EBCTCG)于 1988、1992、1998 年对三苯氧胺辅助治疗的前瞻性随机对照研究进行过汇总分析。该研究规模庞大,权威性强。该研究说明,随着服用三苯氧胺时间的延长,复发危险和死亡危险下降的幅度会逐渐加大,这种变化在 50 岁以下妇女尤其显著,将各年龄组总合到一起,服用 5 年三苯氧胺总体可以平均降低 47% 的复发危险和 26% 的死亡危险。服用 5 年三苯氧胺在 40 岁以下的年轻妇女疗效最显著,可以降低 54% 的复发危险和 52% 的死亡危险。在乳腺癌已发生全身性复发或转移的病人内分泌治疗也非常有价值。所以,我们在乳腺癌的治疗中绝不能忽视内分泌治疗。

70. 为什么乳腺癌病人不能滥用补品

在许多人的传统观念中,认为得了癌症又经过手术及化疗,患者的体质肯定很虚弱,需要很好地补一补,于是亲戚朋友为表示关心买了许多补品。殊不知,这样的好心是在办错事。通常,我们在市面上见到的补品无非是人参、燕窝、螺旋藻、桂圆、蛋白粉及其相关产品,这些补品中或多或少都含有类激素样成分,我们知道乳腺癌是一种激素相关的癌症,长期大量地服用这些补品,无异于火上浇油,不但抵消化疗及内分泌治疗的作用,还加速了肿瘤的进展。另一方面,现在保健品市场良莠不齐,有些商家为了短期内能有效果而在补品中添加一些激素样成分。使得消费者花大价钱买回来一个乳腺癌患者的"杀手"。其次,这些补品往往价格不菲,高昂的费用使病患本已拮据的经济状况又雪上加霜,甚至无力完成正规的化疗和内分泌治疗。俗话说"药补不如食补",乳腺癌患者只要正常饮食,调整心态,积极配合医护人员的治疗都会得到一个满意的结果。

71. 现代治疗乳腺癌有哪些方法

现代乳腺癌治疗,包括手术、化疗、内分泌治疗、放疗、基因靶向治疗、免疫治疗和中医中药治疗。

72. 在乳腺癌的诊断中 X 线片有什么价值

乳腺癌在 X 线片中的主要表现有两大类:高密度肿块影和微小钙化点。典型的恶性肿块与周围结构界限不清,密度也常不均匀,形状往往很不规整,常为高密度肿块影,可以出现放射状生长的毛刺,毛刺很长时肿块可以呈星状。钙化是乳腺癌常见的影像学表现之一。某些特异形态的钙化是乳腺癌的危险因素,统计资料表明,66.3%的乳腺癌有钙化,其中 74.6% 为恶性钙化。成簇样微小钙化常是早期乳腺癌惟一的 X 线征象。根据微小钙化形态、大小、数量和密集度等表现可反映病变性质和范围。微小钙化点可位于肿块内或周围,总数目 6～15 枚,密度不均,大小不等。乳腺 X 线检查可提高隐匿癌、微小癌(直径小于 10 毫米)和早期癌的诊断率。直径小于 10 毫米肿块定性困难,但细沙型钙化常是恶性病变的警报;若同时出现周围结构紊乱,双侧不对称,血管影增粗等征象则恶性病变可能性更大。当癌瘤位于较大导管时,远离病灶钙化常位于外周下一级导管内,以细沙型为主,可能是癌细胞异常代谢物或癌细胞逆流刺激末梢导管及腺泡而产生。数目多、颗粒细、边缘粗糙,可位于块影内或外的病变均提示恶性。在乳腺癌组织中有钙化的患者,乳腺癌的相对危险性(RR)是没有钙化者的47倍。其主要形态为泥沙状、分叉状、细线状,边界模糊,其中有些乳腺癌病例没有肿块影,而仅凭典型的恶性钙化特征而明确诊断。

73. 在乳腺癌的诊断中 B 超有什么价值

超声检查有许多 X 线检查所不具备的优点。超声检查没有放射性损害,适合于任何人群,包括年轻妇女和孕妇。应用超声检查,可以对乳房、腋窝、锁骨上下区和有可能出现乳腺癌复发、转移的其他部位进行多角度检查。超声检查可以显示病灶的细微结构,以及病灶与周围的关系,还可以通过分析病灶的血液供应特点对病灶的性质进行更加准确的判断,并有区别病灶属于囊性、实质性的突出优势。随着早期乳腺癌的增多,超声检查的临床价值也越来越多地体现出来。那些不可触及的深在或微小的肿瘤,尤其是 X 线检查中只能见到少数微小钙化点的可疑癌,这些病灶绝大多数都可以被细致的超声检查所发现。

74. 乳腺癌普查为什么很重要

乳腺癌不仅是西方工业发达国家中女性最常见的癌症,也是许多国家女性癌症死亡的主要原因。随着我国经济的发展,人民生活水平的提高,乳腺癌的发病率及死亡率现在呈逐年上升的趋势。在我国,据上海、北京、天津、广州等地区的肿瘤流行病学调查统计,乳腺癌发病率占各种恶性肿瘤发病率的 7%~10%,已超过宫颈癌的发病率,成为女性中发病率最高的恶性肿瘤。

乳腺癌大多发生在 40~60 岁,目前病因尚不十分清楚。但从许多研究资料表明,雌激素对乳腺癌的发生有重要作用。月经来潮早及绝经期晚的妇女发病率高;首次妊娠在 35 岁以上者发病率高;有乳腺癌家族史者发病率要比无此病家族史者高出 1 倍。另外,乳腺纤维囊性病、乳房部位受较大剂量射线照射均被认为与乳腺癌发病有关。因此,有相应病史的人是乳腺癌普查的重点关注对象。

乳腺癌的自然病程通常较长,从第一个细胞恶变开始计算,经过 30 多次的倍增,病体达到直径为 1 厘米的包块,需要 7~8 年之久。我们知道乳腺癌的治愈率与病期非常有关系,一期乳腺癌大概 90% 可以治好,不仅可把病治好,而且一期乳腺癌可以做较小的手术,乳房外形可以保留。由于一期乳腺癌发现得比较早,其他辅助的治疗可以减少,比如化疗。因此,早期发现,早期诊断,加上早期治疗可大大提高其治愈率,达到事半功倍的效果。而要达到三早(早发现、早诊断、早治疗)的最重要的手段就是普查。

75. 乳腺癌普查的手段有哪些

　　乳腺癌普查的手段,包括相关病史的询问,医生的查体,乳腺红外线或 B 超的检查,钼钯的检查,必要时进行磁共振成像检查。

76. 什么叫乳腺癌的内分泌治疗

　　我们知道乳腺癌的发生和发展与女性特有的一些生理、病理状况有密切的关系。例如,女性乳腺癌的发病率很高,而男性乳腺癌则十分少见,二者相差约 100 倍。而在女性中,性成熟之前乳腺癌的发病率也是很低的,青春期后女性乳腺癌的发病率开始逐渐上升,随着女性年龄的增长,乳腺癌的总体发病率也在不停地上升。这提示,女性特有的内分泌环境很可能就是导致乳腺癌发病的元凶。早在 100 多年以前,有人就已经猜测到了这种可能性,于是当时就有人用切除双侧卵巢的方法控制乳腺癌。这种方法在绝经前妇女获得了一定的成功,从而开创了乳腺癌内分泌治疗的新领域,但以后随着病例增加,发现仅 1/3 左右的病例对内分泌治疗有效。在 70 年代,发现了雌激素受体(ER),将癌细胞中 ER 含量高者称激素依赖性肿瘤,这些病例对内分泌治疗有效;而 ER 含量低者,称激素非依赖性肿瘤,这些病例对内分泌治疗效果差。因此,除了对手术切除标本做病理检查外,还应测定雌激素受体和孕激素受体(PR)。不仅可帮助选择辅助治疗方案,对判断预后也有一定作用。近年来,内分泌治疗的一个重要进展就是三苯氧胺的应用。该药是非甾体激素的抗雌激素药物,其结构式与雌激素相似,可在靶器官内与雌二醇争夺 ER,该药可降低乳腺癌术后复发及转移,对 ER、PR 阳性的绝经后妇女效果尤为明显,同时可减少对侧乳腺癌的发生率。

77. 乳腺癌的内分泌治疗措施有哪些

(1)旨在消除卵巢合成、分泌雌激素的方法:①卵巢切除术,即用手术方法直接切除双侧卵巢。②卵巢放射去势,即用放射线照射卵巢使其失去功能。③脑垂体切除术。④应用促性腺激素释放激素的类似物,消除垂体激素的刺激作用,可以起到与手术切除卵巢相似的效果。该法也称为药物性卵巢去势。

(2)针对肾上腺和周围组织(甚至包括肿瘤本身):雌激素合成的治疗方法有肾上腺切除术和应用芳香化酶抑制药两大类。

(3)直接对抗雌激素:对细胞刺激作用的药物即抗雌激素制剂。其中三苯氧胺是目前最常用、各种临床资料最为完善的内分泌治疗药物。

(4)激素添加疗法:这类药物的作用机制十分复杂,有些目前还不很清楚,其中大剂量孕激素疗法应用最为普遍。

78. 三苯氧胺在乳腺癌治疗中为什么很重要

三苯氧胺在绝经前和绝经后的乳腺癌患者疗效都十分显著。雌激素受体阳性的患者服用 5 年三苯氧胺,总体上可以每年降低1/2的复发危险和1/4的死亡危险,其价值并不亚于化疗(化疗总体可以降低 1/4 的复发危险和 1/6 的死亡危险)。三苯氧胺的疗效与其应用时间有极为显著的关系,服用 1、2、5 年三苯氧胺分别可以降低 20％、29％和 47％的复发危险,11％、17％和 26％的死亡危险。在一些转移性乳腺癌和复发性乳腺癌的治疗中,如果用药得当,三苯氧胺可以以很小的不良反应代价换取与化疗相比并不逊色的生存期。由此可见,三苯氧胺具有强大的抗癌和防癌功效,所以三苯氧胺在乳腺癌的治疗中十分重要。

79. 三苯氧胺有哪些不良反应

(1)类似于更年期的症状是服用三苯氧胺最为常见的不良反应,包括潮热、阴道分泌物、月经异常和头痛等。

(2)有报道,三苯氧胺较大剂量时可以出现眼毒性,以视网膜病变最为常见,也有发生角膜病和视神经炎者,但停药后损害一般可恢复。

(3)三苯氧胺可以增加血栓性疾病的发生率,这在辅助治疗和预防应用中都得到了证实。但该病更常见于将三苯氧胺与化疗合用时,并且多数都是浅表静脉炎,无需住院治疗。

(4)三苯氧胺偶可导致血小板和白细胞低下,但极少需要停药。

(5)三苯氧胺偶可导致肝功能异常。

(6)长期应用后,少数病例可能发生子宫内膜癌,但该病发病率低,预后良好。

（7）三苯氧胺对妇女生殖内分泌功能会有一定影响。治疗过程中近 1/3 妇女会出现少经或闭经，但停药后绝大多数可恢复正常。

（8）三苯氧胺治疗可引起高脂血症。

80. 乳腺癌术后服用三苯氧胺为什么一定要五年

国际上，在 1998 年公布的汇总分析结果中共包括 37 000 例病人的资料，证明口服 1、2、5 年三苯氧胺在各年龄组总体可以相对降低 20％、29％和 47％的复发危险，和 11％、17％、26％的死亡危险。2000 年的汇总分析包括 8 万例三苯氧胺对比资料，证明口服 1～2 年三苯氧胺可以使复发危险绝对下降 8％，总死亡危险下降 5％；而口服 5 年三苯氧胺则可分别下降 13％和 8％。可见口服 5 年三苯氧胺是绝对有必要的。

81. 什么叫乳腺癌的免疫治疗

在人体中存在一类物质（包括细胞、蛋白和多种活性因子等），它们相互传递，共同担负着抗御机体外来物质侵犯，清除机体病变、衰老细胞和有害物质，维持机体内环境净化和稳定的任务，这就是免疫系统。免疫疗法，就是通过对人体免疫系统的激活和调节，用于治疗疾病的方法。乳腺癌的免疫疗法，被认为是继手术、放疗、化疗之后，癌症治疗的第四种模式。由于癌细胞是因为正常细胞发生基因突变而形成，所以大部分癌细胞膜的表面仍带有正常细胞的免疫特征，没有外来病原所特有的抗原性,使之能够躲避免疫防御系统的识别、攻击和杀伤,癌细胞因而可以无所顾忌地恶性增殖。免疫疗法就是通过多种途径、方法,调动机体免疫系统,使之能够对癌细胞进行识别并发挥杀伤肿瘤的作用。由于免疫疗法需要应用生物工程技术及其有关方法,生产出类似人体免疫调节物的蛋白质、肽类、细胞用于治疗恶性肿瘤,又称为生物治疗。生物治疗是传统肿瘤免疫和现代免疫生物学、分子生物学、生物工程技术相结合的产物。一般认为,凡可直接或间接用于修饰和改变人体与肿瘤的相互关系,强化人体防御系统对肿瘤细胞的生物应答和识别,使之保护机体杀伤肿瘤,而产生治疗效果的物质都称之为"生物应答调节因素"。免疫疗法是通过从体外补充、诱导或活化机体内本来固有的生物应答调节系统,活化和调动具有细胞毒活性的生物活性细胞和/或因子,以调整各种免疫杀伤性的生物反应。

82. 什么叫乳腺癌的基因靶向治疗

正常细胞中都存在一些可以促进细胞增殖与分裂的基因,即原癌基因;同时也存在可以抑制或减缓细胞增殖的基因,即抑癌基因。这两种基因共同调控细胞的分化和增殖。如果原癌基因功能过强,或者原癌基因功能异常,细胞就可能恶变,形成肿瘤。HER2 的英文原意是人类表皮生长因子受体-2。它本身就是一种人类的原癌基因,它所编码的蛋白质产物是一种细胞表面受体,经常被称为 P185,也可以称为 HER2 蛋白、HER2 受体等。人类这种基因与大鼠的 neu 基因同源,有时也称为 HER2/

neu 或 c-erb-2。正常细胞表面有少量 HER2 蛋白表达，它可以为相因生长的刺激所激活，将生长刺激信号传递给细胞核，以此来控制细胞的正常增殖和分裂。如果细胞内的 HER2 基因发生了变化，常会使细胞内 HER2 的数量大增，结果相应的蛋白产物也会大大增加，于是细胞会快速分裂和增殖，并转化为癌细胞。所以，癌基因（HER2）强阳性可导致癌细胞不可控制地增殖，导致肿瘤的复发转移。利用单克隆抗体如赫赛汀的药物，针对性地靶向作用于 HER2，阻断 HER2 的功能，从而抑制并杀死肿瘤细胞，这种针对性的破坏癌细胞基因的治疗，称为基因靶向治疗。

83. 什么是赫赛汀，它在乳腺癌治疗中有什么价值

体外实验和动物体内实验都证明，在 HER2 过表达的肿瘤，用针对 HER2 的单克隆抗体抑制 HER2 活性可以抑制肿瘤生长，并可以延长荷瘤动物的无瘤生存时间。有鉴于此，人们开始了抗 HER2 单克隆抗体治疗乳腺癌的人体研究。目前已经研制成功人原化的单克隆抗体，称为 Herceprin。Herceprin 可以与 HER2 蛋白受体特异性地结合，之后可能通过两种途径起到抑制或杀伤肿瘤细胞的作用。首先，Herceprin-HER2 蛋白受体结合物会进入细胞内，这样就减少了细胞表面 HER2 蛋白受体的数量，于是细胞的生长刺激信号减弱，肿瘤的生长由此受到抑制。另一个杀伤机制是所谓的抗体介导的细胞毒作

用,即 ADCC。Herceprin 与癌细胞表面的 HER2 蛋白受体结合以后,体内一种称为天然杀伤细胞(即 NK 细胞)的淋巴细胞就会与该癌细胞相结合,从而将其杀死。显然,Herceprin 是一种很有希望的新型治疗手段。该药的推广很可能为乳腺癌病人带来新的希望。

84. 晚期乳腺癌为什么要强调综合治疗

晚期乳腺癌即转移性乳腺癌,属Ⅳ期乳腺癌,是指出现了远隔部位转移的乳腺癌。在目前的临床治疗下,这样的乳腺癌一般是不能治愈的。因此,晚期乳腺癌的治疗是姑息性治疗。从整体上讲,转移性乳腺癌最有把握的治疗目标还是缓解由肿瘤侵犯带来的各种不适,改善生活质量。这就是目前国际医学界确定的转移性乳腺癌治疗的首要目标,另一个目标是在保证一定水平生活质量的前提下延长生存时间。为实现上述目标,必须根据转移性乳腺癌的临床特点、具体治疗措施的价值、治疗的不良反应,决定治疗的取舍和搭配。所以,晚期乳腺癌要强调综合治疗。

85. 如何预防乳腺癌复发

众所周知,影响乳腺癌术后复发因素很多,如何预防乳腺癌复发,归纳起来主要有以下几点:

(1)积极、合理的综合治疗:乳腺癌是一种全身性疾病,单一疗法难以取得良好疗效。手术、放疗、化疗、内分泌治疗及生物治疗是乳腺癌的主要治疗手段,各有其适应证与局限性,手术、放疗同属局部治疗;化疗、内分泌及生物治疗则着眼于全身。根据分期、转移情况,以及病理学特征进行合理的综合治疗是防止、减少复发、转移的重要手段。而且应当争取每一疗法都规范进行。

(2)避免促进乳腺癌复发的因素:生育期患者术后较长时间内应避免妊娠、哺乳,以免促使乳腺癌复发、转移。高脂肪、高热能饮食是乳腺癌发病和术后复发高危因素,应予以避免,提倡多吃新鲜水果、蔬菜、奶制品、鱼等。另外,术后患者如有不适,应及时就医,反对自以为是、随意处理,更不要轻信游医、假药,以免延误病情。

(3)提倡自查与定期复查相结合:自我检查是乳腺癌术后患者有意识监测复发、转移的有效手段,应做到经常、定期、详细的检查。认真观察已切除乳房的胸部、对侧乳房,以及双侧腋窝、锁骨上窝有无肿大淋巴结或异常结节,如有异常应马上就医。

(4)积极参加体育锻炼和社会活动:保持身心健康,调节机体功能状态,增强机体免疫力,减少复发机会。

86. 乳腺癌如何进行饮食预防

良好的饮食习惯对防癌治癌有一定的积极作用。如果饮食多样化,营养丰富,机体就会自然的选择利用。因此,希望饮食做到:

(1)饮食要定时、定量,要有计划地摄入足够的营养和热能。

(2)多吃富含维生素 A、维生素 C 的食物,多吃绿色蔬菜和水果。常吃含有抑制致癌作用的食物,如卷心菜、花椰菜、蘑菇等。

（3）坚持低脂肪饮食，常吃些瘦肉、鸡蛋、酸奶。不吃腌渍、发霉变质和烟熏火烤及烤煳焦化了的食物。

（4）少吃精米、精面，多吃糙米、玉米面、豆类等五谷杂粮。

（5）常吃富有营养的干果种子类食物，如芝麻、南瓜子、西瓜子、花生、葡萄干等，这些食物中含有多种维生素及微量元素，且富含有纤维素、蛋白质及不饱和脂肪酸，营养价值高，建议多食用。

（6）不要迷信及滥用补品及保健品。

87. 为什么乳腺癌要进行化疗

乳腺癌的化学治疗，是用细胞毒性药物消灭逸入血液和淋巴系统的癌细胞。该种治疗始于20世纪50年代，开始主要是在乳腺癌术时及术后短程应用，以期杀灭由于手术而造成的游离于血循环中的癌细胞。进入70年代后，开始了临床辅助化疗研究的新阶段。意大利米兰国家癌症研究院和美国乳腺癌术后辅助项目组，进行了大量前瞻性随机对照试验，并于1986年分别报告了跟踪观察10年的结果，两组试验接受化疗的患者无瘤生存期均延长，而尤以1～3个腋淋巴结转移的绝经前患者的效果最为显著，随后的多数研究资料均支持这一结论。自此，乳腺癌辅助化疗在乳腺癌综合治疗中的地位得到了充分的肯定。近30年来，由于对细胞动力学、药代动力学和临床药理学认识的不断深入，以及新的抗癌药物的开发应用，乳腺癌已成为单用化疗或主要通过化疗可治愈的十余种肿瘤之一。

88. 乳腺癌化疗方案是如何制订的

乳腺癌化疗方案选择原则包括：①疗效确实、可靠。②不良反应较低，对生活质量影响小，患者易于接受。③用药方法简便易行。④经济代价较低，患者能够承受。对乳腺癌复发危险因素的研究，是有选择的合理应用辅助化疗的重要依据。其具体涉及腋窝淋巴结受侵情况，原发肿瘤的大小，病理类型与组织学分化程度，血管受侵状况，甾体激素受体水平，年龄和月经状况，包括一些其他因素，如 HER-2 的过度表达等。

89. 什么是乳腺癌的术前化疗

乳腺癌的主要致命危险是来自于它的全身性转移，而乳腺癌又是一种很早就可以转移的全身性疾病，但很多时候这些转移灶还十分微小和分散，常规临床手段并不能发现它们，这就是亚临床的微小转移病灶，这些微小转移灶会逐渐发展成为临床转移灶。因此，全身性治疗在多数情况下都直接关系着病人长期生存机会的长短。以往人们过于关注局部而忽略了全身的做法，实在是"捡了芝麻丢了西瓜"，而全身性治疗就是化疗。所以，化疗的作用就十分重要，因此现在就把以前常规要手术后开始的术后辅助化疗改为手术前就进行，称之为术前化疗或新辅助化疗。

90. 为什么要进行术前化疗

术前化疗的最基本目的有两个，首先是要改善乳腺癌全身性微小转移灶的控制效果,以此减少全身性转移机会,提高生存率;其次是改善局部控制效果,以此降低局部复发机会,或缩小局部手术范围,提高生活质量。总而言之,术前化疗是为了获得更多的生存机会和更好的生存质量。

91. 哪些病人适合术前化疗

目前,应用术前化疗主要限于如下两类病人。

(1)全身性转移或局部复发可能性大的病人。包括:①炎性乳腺癌病人。②腋窝淋巴结转移较重的病人。③局部病灶较大或侵及皮肤、肌肉、胸壁的病人。④局部病灶多发病人。⑤活检术后的乳腺癌病人,尤误以为良性瘤进行钝性切除者及其他怀疑肿瘤切除不净者。⑥不规范根治性手术后需要进一步手术者。⑦复发病人。

(2)化疗配合保留乳房手术后的应用。

92. 乳腺癌手术创伤为什么越来越小

追溯乳腺癌治疗的历史可以看出,乳腺癌手术从扩大根治切除术到根治切除术到改良根治切除术到保乳手术,手术范围越来越小。这其中的原因就是我们上边所讲的全身性疾病的概念,即许多病人在手术前就已经存在全身性的亚临床转移灶或微小转移灶。这些病灶在术后可以继续发展并最终危及生命。局部手术切除范围无论如何扩大也奈何不了这些远处的转移灶。此外,大量多中心、甚至多国联合进行的前瞻性随机临床对比研究证实,应用保留乳房等低创伤的手术方法治疗Ⅰ期、Ⅱ期乳腺癌是安全的,病人获益是最大的。

93. 乳腺癌保乳手术治疗有哪些禁忌证

乳腺癌保留乳房手术治疗的禁忌证与保乳手术治疗的基本要求有直接的关系。

(1)乳腺癌保乳手术治疗的基本要求:这些要求主要有 3 个方面。①切净任何可疑病灶。②保证可接受的外观。③能够进行放疗。

凡不能同时满足这 3 方面要求的病人,都不能考虑保乳治疗。

(2)早期乳腺癌保留乳房的禁忌证:①多中心性乳腺癌或分布比较广泛的多灶性乳腺癌。②钼钯 X 线片上有弥散分布的恶性钙化点或可疑恶性钙化点。③再次手术切除仍然不能保证切缘没有癌残留,包括切缘肯定有癌残留和不能确定是否有癌残留。④病变的乳房或胸壁曾进行过放疗。⑤已经怀孕并且在近期不能终止妊娠的妇女,也不宜进行保乳治疗。⑥有结缔组织疾病的妇女,尤其是有硬皮病的妇女放疗的耐受性也比较差,保乳治疗也要谨慎。⑦肿瘤最大直径超过 5 厘米者,一般不考虑保乳治疗。⑧因为经济条件、设备条件、就医不便等原因不能同时满足保乳治疗 3 方面基本要求的其他病人,也不宜保留乳房。

94. 乳腺癌术后会出现哪些并发症

乳腺癌手术后常见的并发症有:

(1)皮下积液:多因皮瓣活动遗留空腔、皮下渗液引流不畅所致。可采用创面持续负压引流及皮瓣良好的固定来防止。

（2）皮瓣坏死：是最常见的一种术后并发症。轻者皮瓣边缘坏死，因范围有限，一般不影响创口愈合。坏死范围较大者，应及时将坏死部分剪除，清创换药，做好植皮前的创面准备，以便早期植皮。

（3）患侧上肢淋巴水肿：为根治术后最常见的并发症。引起上肢肿胀的原因很多，如腋窝积液、头静脉结扎、切口延至上臂、腋下广泛转移、术后上臂活动延迟等。为防止上肢水肿，最好消除诱因。已出现水肿时，宜抬高患肢，使用弹力绷带包扎，避免过劳及预防感染等。

（4）术后感染：创口感染是引起上肢肿胀的重要原因，并可见皮瓣边缘坏死、感染；腋窝积液持续时间过长，或反复引流不畅，亦可发生感染。此时，局部应积极合理换药，清除不利于伤口愈合的因素，同时应给予足量的抗生素控制感染。

95. 乳腺癌手术如何预防上肢水肿

（1）规范手术操作：在进行腋窝癌转移淋巴结清除时注意保护头静脉，处理腋静脉属支时勿使主干受损，非必要时不做超范围的解剖。

（2）防治并发症：预防和及时处理腋窝积液、感染等并发症。

（3）避免在患肢做任何目的静脉穿刺，如取血检查、注射药物或应用化疗药物等。

（4）患者在以后日常生活中，应注意保护患肢，不要用患肢提举重物,避免患肢有外伤,剪患侧手指甲亦应小心,防止出现甲沟炎,以免造成感染导致水肿。

96. 乳腺癌术后如何正确护理

乳腺癌手术后,应密切观察其血压、脉搏及呼吸的变化,保持引流管的通畅,记录引、排尿量。注意观察创口渗血或出血倾向,一旦发现,应及时处理。除了临床的一般护理外,还需给予患者适宜的功能锻炼和心理护理,避免一切不良精神刺激,保证良好的饮食和充足的睡眠,尽早恢复正常的生活。要预防和处理患侧上肢的水肿,及时进行上肢锻炼。

(1)术后 48 小时,患侧肩关节应于内收位,制动,以利于腋窝皮肤的贴敷,此期仅行腕、肘关节被动活动。

(2)48～72 小时后开始行患侧肩关节活动,其方法是将健侧手放于患侧肩关节上,行患侧肩关节旋转、内收和外展,活动量应根据患者的具体情况决定,原则是初试、适应到逐步增加。术后 96 小时(腋窝引流管拔除后),开始行患侧上肢上抬、梳头动作,可将双上肢放于墙壁,逐渐向上摸高,达一定程度后,屈向患者自己的头后,并于此时逐渐做患侧负重锻炼。

(3)凡有下列情况,肩关节的活动应适当延迟和减少活动量。①有腋下积液、积气,皮瓣尚未充分与胸壁、腋壁贴合者。②术后第三天腋窝引流量较多,超过 60 毫升/24 小时者。③近腋区的皮瓣较大面积的坏死,或植皮于近腋窝区者。

97. 放疗在乳腺癌治疗中的价值如何

放疗是控制局部病灶的一种重要方法。早在 X 线发现的第二年放疗就被应用到了乳腺癌治疗中。目前在乳腺癌综合治疗中,放疗也具有不可替代的重要作用。首先,在导管原位癌和Ⅰ期、Ⅱ期浸润性乳腺癌保留乳房治疗中,放疗可以杀灭保留乳房内的微小残留癌灶,大幅度降低局部复发率。其次,在腋窝淋巴结转移较为严重或肿瘤局部侵犯较为严重的病人,将放疗与手术相结合也可以大幅度降低胸壁、腋窝和锁骨上窝等处的复发机会。最后,局部复发的病人单独应用手术治疗往往再次复发机会很大,放疗可以大幅度改善局部控制效果,使病人获得长期无复发生存。

98. 放疗有哪些常见并发症

放疗虽然是乳腺癌治疗中一个重要的治疗方法,但它也有一个明显的缺陷,那就是选择性不高,就是在杀灭癌细胞的同时,也会对正常组织造成一定的不良影响。放疗最为常见的治疗并发症是上肢水肿、乳腺水肿、乳房纤维化、放射性肺炎和肋骨骨折等。

99. 乳腺癌中医疗法有何独到之处

我国传统中医疗法具有调节人体气血、阴阳、脏腑、经络功能平衡稳定,以及增强机体抗癌的作用。其特点有:①中医疗法对乳腺癌术后能起到扶正的功效。②能起到减轻治疗过程(放疗和化疗)中的不良反应。③辅以中医治疗可提高治疗效果及延长生存期。④改善骨髓造血功能,使白细胞和血小板上升或保持不降,以达到较好效果。⑤提高和调整机体的免疫功能,增强巨噬细胞的吞噬能力。⑥增强体液调节和提高内分泌功能,可以防癌及减少转移机会。⑦提高和改善机体的新陈代谢作用,以利于健康恢复。⑧调节细胞内环核苷酸的含量,稳定内环境。

100. 中医治疗乳腺癌常用哪些基本方法

中医治疗乳腺癌是根据中医学理论辨证施治,治疗原则为同病异治和异病同治,以及"虚者补之","实者泻之"。临床常用以毒攻毒法、清热解毒法、活血化瘀法、扶正祛邪法、软坚散结法、化痰祛湿法六大法则,根据患者的具体病情灵活选用。

(1)以毒攻毒法:历代医家治疗癌症大多以攻毒为主,利用其开结拔毒的功效,逐步消灭残余的癌细胞,但临床上必须慎重掌握,适可而止。

(2)清热解毒法:在清热解毒药中,有许多中药具有抗癌作用。清热解毒法是治疗恶性肿瘤最常用的法则之一。在中晚期乳腺癌患者中,一般多伴有毒热内蕴或邪热瘀毒的症状,此时本大法可与其他方法结合治疗,多获良效。

(3)活血化瘀法:古代医家认为,肿瘤与瘀血有关,瘀血是乳腺癌的病理病因之一。活血化瘀药的应用,不但能改善乳腺癌患者的"高凝状态",使癌细胞处于抗癌药物及患者自身免疫活性细胞的抑制之下,而且能降低血小板凝聚,减少肿瘤的转移,有利于癌症的控制和癌灶的清除。

(4)扶正祛邪法:中医学认为,当人体正气亏虚时,邪气才能所凑,即致病因子得以发挥作用,而导致乳腺癌的发生,并使肿瘤得以浸润、扩散和转移,所以扶正祛邪是治疗乳腺癌的根本治法之一。

(5)软坚散结法:中医理论认为,对坚硬如石的肿瘤,"坚者削之"、"结者散之"、"客者除之"。此法已普遍应用于临床,与其他疗法结合,可增强消除癌瘤的效果。

(6)化痰祛湿法:许多肿瘤是痰湿凝聚所引起,因此化痰祛湿法在肿瘤中医治疗中占有一定的重要地位,它不但可减轻症状,对有些肿瘤亦可得以控制。

101. 中医如何辨证治疗乳腺癌

乳腺癌在中医学谓之"乳岩"。本病依据"辨证求因,审因论治"之法分为肝郁气滞、冲任失调、瘀毒内阻、气血衰竭四型。

(1)肝郁气滞型

主证:精神抑郁,沉默寡言,烦躁易怒,胸胁胀满,或伴经前期乳房作胀,或少腹臌胀,乳房肿块皮色不变,苔薄,舌质正常,脉弦。

治则:疏肝解郁,理气消核。

方药:逍遥散加减。柴胡、当归、白芍、白术、茯苓、全瓜蒌、夏枯草、海藻、黄药子、橘叶、青皮、香附。

用法:水煎,每日 1 剂,日服 2 次。

（2）冲任失调

主证：经事紊乱，经前乳房作痛，经后胀痛减轻，或婚后从未生育或生育过多或提早绝经，苔薄，舌质淡，脉濡细。

治则：调摄冲任，理气化痰。

方药：二仙汤合逍遥散加减。仙茅、淫羊藿、巴戟天、当归、柴胡、白芍、茯苓、全瓜蒌、海藻、黄药子、王不留行各10克。

用法：水煎，每日1剂，日服2次。

（3）瘀毒内阻

主证：乳窍经常流血，肿块溃烂处流黄水或血水，疼痛剧烈，苔薄黄，脉弦数（湿疹样癌、炎性乳腺癌均属本症范围）。

治则：清热解毒，活血化瘀。

方药：清瘟败毒饮加减。生石膏30克，黄芩、知母、黄连、蒲公英、连翘、乳香、没药、当归、赤芍各10克。疼痛剧烈者，酌加徐长卿或延胡索粉3克吞服；出血不止者，酌加地榆炭、生蒲黄、莲房炭各20克；心烦失眠者，酌加柏子仁、远志、枣仁各15克；冲任失调者，酌加淫羊藿、菟丝子、肉苁蓉各10克。

用法：水煎，每日1剂，日服2次。

（4）气血衰竭

主证：消瘦体型，神疲乏力，面色苍白，食欲缺乏，见于乳腺癌晚期。苔薄白，舌质淡，脉濡细。

治则：补气养血，调理脾胃。

方药:人参养荣汤加减。人参 6 克,黄芪 20 克,白芍、当归、生地黄、熟地黄各 15 克,五味子 10 克,甘草 6 克,丹参 20 克,茯苓 10 克,陈皮 10 克。有高热者,加蒲公英、乌蔹莓、半枝莲、一枝黄花各 15 克。

用法:水煎,每日 1 剂,日服 2 次。

102. 治疗乳腺癌的单方、验方有哪些

治疗乳腺癌的单方、验方有许多,现将常用的有效之方介绍如下。

(1)生蟹壳数 10 枚,放沙锅内焙焦为末,每服 6 克,好黄酒调下,须日日服,不可停。

(2)鲜天冬剥皮,加适量黄酒,煎半小时后吃天冬,喝黄酒;亦可剥皮后生吃,用适量黄酒送服;亦可压榨取汁,用适量黄酒调服,用量 30~60 克,每日 3 次。

(3)慈姑雄黄散,药用山慈姑 15 克,雄黄 6 克,露蜂房 15 克。先分别研末,再和匀共研,装入胶囊,每服 1.5 克,每日 2 次。

(4)神效瓜蒌散,药用瓜蒌 1 个,当归 15 克,甘草 15 克,乳香 3 克,没药 8 克。水煎服,或共研成细末,每服 15 克。

(5)草乌 9 克,大枫子 15 克,捣烂贴于患处。

(6)鲜蟾皮 6 只,取皮外敷,每日 2 只,连用 3 日。

(7)黄连 15 克,黄柏 30 克,水煎浓缩去渣,冷敷局部破溃处。每日 2 次,每次 20 分钟。

(8)放疗或化疗中伍用扶正冲剂(又名健脾益肾冲剂),每日 2 次,每次 1 包,冲服。

上述单方、验方绝不可能治疗所有的乳腺癌,只能适用于某些类型乳腺癌的某一个阶段,因此患者要以科学的态度,理性对待。应咨询或求助于医生。在医生指导下使用为好。

103. 哪些中草药有抗乳腺癌的作用

乳腺癌患者常用的抗癌中草药有:龙葵、白花蛇舌草、肿节风、长春花、鸦胆子、山豆根、苦参、墓头回、补骨脂、汉防己、薏苡仁、猫爪草、知母、白茅根、常山碱、喜树碱、美登木碱、三尖杉碱、两面针总碱、野百合碱、马钱子、山茱萸、女贞子、皂刺、白英、石上柏、莪术、紫树、冬凌草、半枝莲、牛蒡子、黄药子、草河车、瓜蒌、虎杖、穿心莲、乌梢蛇、水蛭、五灵脂等。上述中草药是经实验研究筛选出有抗癌作用的药物,临床应用时,须在中医辨证论治的基础上灵活选用,以利于提高疗效。

104. 针灸能否治疗乳腺癌

据现有资料研究证实,在动物实验中发现针刺可能有助于抑制肿瘤生长,还能防治因化疗药物引起的白细胞下降及调整机体功能的作用。但还没有证据表明针灸能够单独治疗乳腺癌,针灸治疗的作用还需进一步去研究和挖掘。

105. 养生功能否治疗乳腺癌

养生功是一种动静结合、身心合一的特定功法锻炼,它对机体的影响是整体性的,通过养生功疗法能调整体内各系统各器官功能,可增进食欲,改善全身状况,增强免疫和提高抗病能力,加强战胜疾病的信心和决心。这些均有利于乳腺癌患者病情的稳定和康复,有些效果是药物治疗所无法达到的。养生功治疗乳腺癌的主要益处为:①练养生功时,气存丹田,排除杂念,减少焦虑和恐惧心理,调动了战胜癌症的主观能动性,这个意念的建立是非常关键的。②养生功锻炼以意领气,导引内气运行于经脉,激发促进经脉气血流通,起到疏通经络、调和气血的作用。③养生功锻炼能调节脏腑功能,使患者处于一种"松弛反应"状态,有助于疾病的恢复。当然很重要的一点是养生功在乳腺癌的综合治疗中,可以发挥一定的积极作用,但不应视为惟一的方法,否则会耽误有效的治疗机会,贻误病情。

106. 哪些水果含有抗癌物质,其抗癌药理如何

目前,已经发现许多食物中的成分有抗癌、抑癌的物质。经动物实验证明确有抗癌、防癌作用的水果,有山楂、无花果、甘蔗、荸荠、菱角、猕猴桃。

(1)山楂:山楂片水煎液可以延长移植肿瘤动物的寿命。生山楂具有抗噬菌体作用,提示有抗肿瘤的活性效能。对小鼠艾氏腹水癌细胞有明显的抑制效果。山楂种子水煎液对 JTC-26 体外实验抑菌率达 $50\%\sim70\%$。

(2)无花果:无花果抗癌范围广泛,味道好,无毒,是肿瘤患者的绝佳水果。全株的提取液注射给荷瘤大鼠,对移植性肉瘤有抑制作用。干果水提取物经丙酮沉淀部

分有抗艾氏肉癌活性的作用。从未成熟果实中所得的提取液可抑制大鼠移植性肉瘤、小鼠自发性乳腺癌,可使肿瘤坏死,且能延缓骨髓性白血病及淋巴肉瘤的发展,使其退化。

(3)甘蔗:蔗汁含天门冬氨酸、谷氨酸等多种氨基酸,尚含 B 族维生素等营养物质,是良好的抗癌物质。榨去汁的甘蔗渣中含有对小鼠艾氏癌和肉瘤-180 抑制作用的多糖类,主要由五碳糖和六碳糖组成。

(4)荸荠:上海肿瘤防治研究协作组在筛选中发现,荸荠的各种制剂在动物体内均有抑瘤效果。荸荠不仅能抗癌,而且可治疗寻常疣。

(5)菱角:种子的水浸溶液有抗小鼠艾氏腹水癌和肝癌 AH-13 作用。两角菱果实和四角菱果实的抗癌活性差异很大。四角菱的热水浸出液对小鼠肉瘤-180 抑制率为 60%,50%乙醇浸出物的抑制率为 38%。国外用马氏菱做动物实验证明,其有一定的抗癌作用。

(6)猕猴桃:本品体外用噬菌体实验,有抗噬菌体的作用,提示有抗肿瘤活性的效能;体内实验对小鼠移植肿瘤有抑制作用。杭州肿瘤医院单取猕猴桃,用于治疗食管癌、胃癌,短期疗效较好。此外,水果中柑橘类含有两种黄酮类物质,它们都含有甲氧基,能诱导体内的苯并芘羟化酶的活性,也就是增强体内分解苯并芘这种强致癌物的能力。含维生素 C 多的水果还能阻断胃内亚硝胺的形成,有利于预防胃癌。

107. 哪些蔬菜有抗癌作用,其抗癌药理如何

多吃新鲜蔬菜除了能增强免疫功能外,还能减少体内有毒物质和生物化学物质,故可能预防致癌物对机体的损害。在一些蔬菜中所含有的吲哚类化合物和黄酮类化合物,都可以诱导酶的生成,提高其活性,从而增强抗癌防癌能力,如卷心菜、菜花、萝卜、白菜、油菜、荠菜、大头菜、榨菜、芥菜、太古菜等。而卷心菜、菜花中含有几种吲哚类化合物,其中"吲哚-3-甲醇"的诱导力最强。实验表明,它可以使肝脏中芳烃羟化酶的活性提高 54 倍,可以使小肠黏膜中这种酶的活性提高 30 倍,这些蔬菜能降低消化道恶性肿瘤的发病率。另外,对癌具有抑制力的蔬菜还有大蒜、胡萝卜、百合、扁豆。

(1)大蒜:近年研究证明,大蒜能显著地降低胃液内亚硝酸盐的含量,抑制胃肠道细菌合成亚硝胺的作用,阻断形成内源性致癌物质而减少癌的发生。大蒜含有多种元素及维生素,大蒜中的硒含量高,硒能抑制致癌物的活力,刺激环核苷酸的含量,而环核苷酸能阻止癌细胞的分裂与生长,抑制癌细胞中脱氧核糖核酸(DNA)的合成。实验研究发现,大蒜提取液抑制小鼠移植性肿瘤生长,并对癌细胞有抗有丝分裂作用,在试管中还能明显地杀死某些肿瘤细胞。动物实验证明,腹腔注射大蒜水浸液,对小鼠艾氏腹水癌有一定疗效。饲以新鲜大蒜的雌小鼠可完全抑制乳腺癌的发生。对小鼠网织细胞肉瘤-180、肝癌

实体型、宫颈癌-14 等均有一定的抑制效果。对体外培养的 JTC-26 抑制率为 70％～90％。临床表明 64.8％的患者淋巴细胞转化率提高。基于此我国已合成了大蒜素，已应用于临床治疗恶性肿瘤和肺癌，并取得了一定疗效。

(2)胡萝卜：从胡萝卜中提取的木质素注射肉瘤-180 小鼠，成功地延长了小鼠的生命（60 天），而对照组 25 天时就已全部死亡。活检证明，给药组的癌细胞已经消失。日本动物实验表明，胡萝卜中的木质素 u 不但能提高生物体免疫力 2～3 倍，而且能间接地抑制或消灭体内的癌细胞。胡萝卜中的叶酸对实验动物有抗肿瘤作用，其衍生物氨甲蝶呤对儿童的白血病有一定的临床效果。美国癌症研究所 20 多年临床药理学观察，食用胡萝卜者比不食用胡萝卜的人，得肺癌的几率少 40％。胡萝卜含有大量的维生素 A，它可以阻止致癌物同 DNA 的紧密结合，而本身又利于修复 DNA 的损伤，阻止肿瘤的生长。维生素 A 的防癌抗癌作用已得到证实。

(3)百合：本品对小鼠肉瘤-180、宫颈癌-14 有抑制作用。百合茎中含秋水仙碱等多种生物碱，而秋水仙碱对细胞的有丝分裂有抑制作用，可停止于中期，体外组织培养浓度在 0.1 微克/毫升时，就有抑制癌细胞活性作用。

(4)扁豆：扁豆体外试验有抑制肿瘤细胞生长的作用。扁豆除了含有蛋白质、淀粉、脂肪、维生素外，还含有两种非特异性的植物血细胞凝集素，植物血细胞凝集素可促进淋巴细胞的转化，从而增强对肿瘤的免疫力。植物血细胞凝集素体外试验证明，具有使恶性肿瘤细胞发生凝集反应,肿瘤细胞表面结构发生变化,进而发挥细胞素的作用。

108. 香菇、银耳有抗癌作用吗

香菇、银耳不但是美味佳品,而且是防癌抗癌的好食品。

(1)香菇。香菇多糖是有效的抗癌物质,其对肿瘤的抑制率可达 70%,国外从香菇分离的多糖对小鼠肉瘤-180 的抑瘤率为 70%～100%,在香蕈的绞汁中,发现有 2 种抗癌物质,均是多糖类。其同科属植物白蘑菇、洋蘑菇,动物实验证明,抑瘤率分别为 91.3%,12.7%。对于多糖类的抗癌机制尚不十分明确,有人认为多糖体有非特异性的刺激网状内皮系统,提高宿主对癌细胞特异抗原的免疫反应力。从各种食用蘑菇中提取的多糖几乎都有抗癌活性作用。以对小鼠肉瘤-180 抑制率为例,日本扑蕈为 91%,滑子蕈为 86.5%,香蕈为 80.7%,木耳为 42.6%,西洋松蕈为 12.7%。

(2)银耳:从福建产的银耳中提取的多糖,对小鼠肉瘤-180 抑瘤率为 35.4%。中国及日本产的银耳水提取物能分离出酸性异多糖和中性异多糖,抑瘤率在 45%～91.7%之间,以日本银耳的多糖效果为优。银耳多糖能提高小鼠腹腔巨噬细胞的吞噬功能,说明其抗癌是通过免疫系统而起作用的。银耳多糖能减轻射线及环磷酰胺对小鼠和狗的放疗、化疗反应,促进受损造血系统的恢复,降低死亡率。银耳作为抗癌药已引起重视,有报道称,银耳多糖在体外能使正常人淋巴细胞转化,其活性能提高白血病患者体内淋巴细胞转化率。临床用于肿瘤患者放、化疗后白细胞下降者,均获良效。

109. 为什么要对乳腺癌切除标本做免疫组化检查

　　近年来,由于免疫组化实验方法在各医院病理科的迅速普及,许多患者的术后标本可以进行免疫组化检查。这对于患者的诊断、分型,以及术后的综合治疗有着重要的意义。人类最先发现乳腺癌细胞和激素的关系始于1896 年。Bentson 观察到乳腺癌患者切除卵巢后可使乳腺癌细胞的生长受到抑制。1967 年,Jensen 发现人类乳腺癌中含有雌激素受体(ER)。从此开始了真正意义上的乳腺癌内分泌治疗的研究。女性正常乳腺的细胞上存在ER 和孕激素受体(PR),雌激素和孕激素通过 ER 和 PR对细胞功能进行调节。当细胞恶变时,肿瘤细胞可以部分地或全部保留正常的受体系统,其功能与正常细胞相似。这种肿瘤细胞的生长仍然依赖原来的激素环境调节,称为激素依赖性肿瘤,临床上称为 ER 阳性乳腺癌。有些细胞在癌变过程中,其受体系统保留很少或完全丧失,不能再作为激素的靶细胞,其生长不再受激素的控制与调节,临床上表现为 ER 阴性乳腺癌。Jensen 发现 ER后,很快又发现 PR,并证明 PR 的合成与雌激素和 ER 复合物在核内发生的变化过程有关,PR 的形成直接受 ER的控制和调节,故 PR 阳性的乳腺癌,ER 大多为阳性。临床上,可以通过对雌激素受体(ER)和孕激素受体(PR)的检测,得出肿瘤细胞内激素受体含量的水平,从而提示乳腺癌的预后信息和指导内分泌治疗。据报道,乳腺癌ER、PR检测的阳性率分别为40%~60%、30%左右。许多文献均已证实,ER、PR变化与乳腺癌病人预后密切相关,亦与其他公认的预后因素,如肿瘤分级、倍体性及分期有关。高分化肿瘤或临床分化较低的肿瘤ER、PR更可能阳性,受体阳性肿瘤细胞的明显减少与细胞增殖分级增高、c-erbB-2原癌基因扩增增加及表面生长因子受体(EGFR)表达增加有关。免疫组化抗受体检测可预测乳腺癌对激素治疗的反应性。无ER或PR表达的肿瘤对激素治疗通常反应性差,而ER及PR阳性肿瘤则对激素治疗反应性高。c-erbB2癌基因是乳腺组织细胞中较常见而易激活的原癌基因。在多种腺癌细胞中此癌基因均有高水平表达,报道最多的是乳腺癌。c-erbB2癌基因的异常表达扩增见于25%~30%的原发性乳腺癌病例,并且仅限于癌细胞,而不出现于正常乳腺上皮。c-erbB2扩增与雌、孕激素受体表达呈负相关,与肿瘤级别较高有关。c-erbB2基因表达阳性者,可使ER阳性病人对内分泌治疗的反应率降至20%;ER阴性病人内分泌治疗几乎无效。c-erbB2癌基因的扩增或过度表达,还与乳腺癌的复发、转移及生存期明显相关。过度表达者,其术后早期复发率和远处转移率增加,生存期缩短。淋巴结阳性的乳腺癌人类表面生长因子受体2c-erbB2的过度表达,是预后不良的重要因素。另有研究表明,乳腺癌c-erbB2表达阳性病例,肿瘤往往大于2厘米。因此,推测其蛋白产物 p185 过度表达可能与肿瘤的生长速度有关。因而,c-erbB2 的强阳性表达可作为识别早期乳腺癌的有效指标。

110. 精神因素与乳腺癌的发病有关吗

在讨论癌症病因的各种因素中,精神因素往往是最常见的重要因素之一。因为人体是一个特殊的有机体,有思想,有感情,心理活动极其复杂。人赖以生存的空间是一个错综复杂的环境,自然空间和人类社会对人体产生着多种多样的刺激。人们对这些刺激的反应也千差万别,有的人积极进取,巧妙排解;有的人激愤怨天,怒发冲冠;有的人踌躇抑郁,悲观厌世。心理学研究发现,各种不同的精神反应都会对人体抗御疾病的能力产生影响,良好情绪能够提高人体内的脏器协调和抗御疾病的能力;反之,不良情绪会诱发脏器功能紊乱和降低抗御疾病的能力。神经系统是通过调节自主神经功能来维持人体的基本生理活动。内分泌系统是通过“大脑皮质-下丘脑下部-脑垂体-内分泌腺体”这个复杂的反馈调节系统,完成对机体生命活动的控制和调节。当遭到严重的精神刺激等心理打击时,人体将发生一系列变化导致神经内分泌系统的平衡失调,体内各个系统中的神经递质如儿茶酚胺、去甲肾上腺素、多巴胺、5-羟色胺、乙酰胆碱等代谢产物在体内积聚,内分泌激素的分泌水平和比率也将发生相应的变化。这些结果都将影响机体防御癌变的功能。免疫机制是机体的防御系统,在抗御外来病原体、监视体内细胞突变、清除破损细胞等方面发挥重要作用,一旦失控,便会给癌细胞留下发生和发展的空隙。在众多的乳腺癌患者中,不难发现有相当多的病人在心理、性格上存在一定的缺陷和不同程度的病态表现。这些人在癌症发病前往往有精神创伤或长期处于情绪压抑、郁闷、忧愁、精神压力过大的状态。有些人性格内向、好生闷气、脾气古怪、多虑多疑。有些人长期夫妻不和或离异独居,家庭不幸福,或因亲人病故,或生活上、事业上屡遭挫折,工作及生活极度紧张、劳累等。尽管每个人的经历和情感各不相同,但精神负荷过重、长期郁闷压抑都是其基本特征。从乳腺癌发病率的趋势看,城市多于农村,知识女性多于一般职业女性。分析这种发病的特点,在去除生活环境,饮食习惯等因素的影响外,不难发现与这些女性的生活节奏快,精神压力大,经常处于紧张、焦虑的情绪状态之中相关。临床上也存在着一种现象,在发生乳腺癌的患者中,性格开朗"想得开"的病人往往预后较好,而精神压力大,忧心忡忡的病人往往生存率低。精神因素与癌症的关系越来越受到人们的重视。随着生物医学模式向"生物-心理-社会医学模式"转变,精神因素与癌症的关系越来越受到人们的普遍重视,无论从预防还是从治疗的角度看,保持良好的心理状态,培养良好的心理素质,积极治疗各种心理创伤是预防乳腺癌和所有癌症,以及防治各种疾病的重要手段。

111. 乳腺癌手术有哪些禁忌证

乳腺癌手术是治疗乳腺癌的一种主要方法,但像其他有创操作一样,它也是一把双刃剑,给病人带来益处的同时也会有潜在的危害。这就需要患者和医生共同协商权衡利弊,制定一个合理的治疗方案,把有利一面扩大化,而把不利的方面控制在尽可能小的范围。这就需要我们很好的掌握乳腺癌根治术禁忌证,所谓禁忌证,简单地说,就是有这些病症的患者不能手术。换句话说,就是这些病人如果手术弊远大于利。一般认为,其禁忌证分为全身性的禁忌证及局部病灶的禁忌证。

(1)全身性的禁忌证:①肿瘤已经发生了远处转移的病例。②病人的一般情况很差,已经出现恶病质者。③重要脏器(心、肺、肝、肾脏等)有严重的疾病,不能够耐受手术的病人。④年老体弱不适合手术者。

(2)局部病灶的禁忌证:①有以下 5 种情况中的任何一项者:皮肤橘皮样水肿已经超过乳房面积的 1/2 以上;主癌灶周围皮肤可见结节型卫星癌灶;肿瘤直接侵犯胸壁;胸骨旁淋巴结肿大,并已经证实为转移;锁骨上淋巴结肿大,病理证实为转移。②有以下 4 种情况的任何两项以上者:肿瘤破溃,皮肤橘皮样水肿,占全乳腺面积的1/3 以上;肿瘤与胸大肌固定;腋窝淋巴结最大直径超过2.5 厘米,或者肿大淋巴结已经融合成团;肿大淋巴结已经与皮肤或者深部组织粘连。

112. 乳腺癌常见的远处转移部位有哪些,有什么症状

乳腺癌全身性转移的最常见部位是锁骨上淋巴结和骨骼,肺和肝也是常见的转移部位。其中骨转移中以椎骨、肋骨和骨盆最为常见。除此之外,胸膜、中枢神经系

统（脑和脊髓）、肾上腺、卵巢、脾脏、皮肤和其他几乎所有部位，也都可以发生乳腺癌转移。转移性乳腺癌的症状与受累部位的结构和功能特点有关，常见的有骨痛、病理性骨折、咳嗽、咯血、胸痛、气短、腹胀、肝大、黄疸、腹水、运动异常或感觉异常等。

113. 为什么乳腺癌手术要清扫腋窝淋巴结

乳腺组织间有丰富的淋巴网络，乳晕下和乳房皮肤下都有极为丰富的淋巴管丛，它们彼此间相互连通，并与邻近部位的皮下淋巴管丛相连通。浸润性乳腺癌在乳腺内发展的过程中，癌细胞随时有可能进入淋巴循环。一般认为，癌细胞在侵犯了Ⅰ级、Ⅱ级腋窝淋巴结后会进一步进入锁骨下组（Ⅲ级）淋巴结，而锁骨下淋巴结和内乳淋巴结又可以输入锁骨上淋巴结，之后再注入血循环，或者直接注入血循环。淋巴结转移有一个一般规律，就是原发灶局部侵袭越严重，淋巴结转移机会就越大，而且有腋窝淋巴结转移的患者内乳淋巴结转移机会也越大。由于淋巴结转移对癌细胞的功能需要与血行转移的功能需要有很大的相似性，因此出现淋巴结转移的乳腺癌患者发生全身性转移的可能性比没有淋巴结转移的患者要高很多。如果癌细胞已经突破了淋巴结被膜，那么发生全身性转移的可能性就更大了。淋巴结转移与全身转移的关系决定了淋巴结状况是重要的预后指标，因此规范、完整地获得淋巴结转移情况的临床资料对于判断病情、确定治疗方式和治疗力度都有不可替代的意义。

114. 乳腺癌化疗会有哪些不良反应

乳腺癌化疗药物导致不良反应概括起来主要有以下几个方面：①血液毒性。主要包括白细胞减少、中性粒细胞减少、红细胞减少或贫血、血小板减少等。②消化道毒性或消化道反应。主要包括恶心、呕吐、食欲缺乏、腹泻、便秘、口腔溃疡、食管炎等。③心脏毒性。主要包括心肌损害、心功能不全或心力衰竭、心律失常等。④肺毒性。包括间质性肺炎、肺纤维化等。⑤肝毒性。包括以血清转氨酶升高、胆红素升高等为标志的肝功能异常等。⑥肾毒性。包括肾功能障碍、肾小管损害等。⑦膀胱毒性。包括出血性膀胱炎等。⑧神经毒性。末梢神经损害和中枢神经损害等。⑨皮肤毒性。皮肤角化、肥厚、色素沉着，皮疹，指甲改变，毛发脱落，渗出性皮肤障碍等。⑩性腺毒性。性功能不全等。⑪变态反应。呼吸困难、血压下降、血管性水肿、药疹等。⑫第二原发癌。化疗患者得其他某些肿瘤的机会可能略有升高。

115. 什么是乳房肉瘤

乳房肉瘤是较少见的恶性肿瘤，包括中胚叶结缔组织来源的间质肉瘤、纤维肉瘤、血管肉瘤和淋巴肉瘤等。另外，还有一种不同于一般肉瘤的肿瘤，是以良性上皮成分和富于细胞的间质成分组成，因其个体标本上常出现裂隙因而称作分叶状肿瘤，按其间质成分、细胞分化的程度可分为良性及恶性。良性者称为分叶状纤维腺瘤；恶性者称作为叶状囊肉瘤，其上皮成分可表现为良性增生，而间质成分则有明显核分裂及异形性。临床常见于50岁以上的妇女,表现为乳房肿块。体积可较大,但有明显境界,皮肤表面可见扩张静脉。除肿块侵犯胸肌时较固定外,通常与皮肤无粘连而可以推动。腋下淋巴结转移很少见,而以肺、纵隔和骨转移为主。治疗以单纯乳房切除即可,但如有胸肌筋膜侵犯时,也应一并切除。放疗或化疗的效果尚难评价。

116. 常用乳腺癌化疗方案有哪些

大多数抗癌药物都在细胞分裂时发挥作用。由于正常细胞的细胞分裂不如癌细胞频繁,它们不易受到抗癌药物的致命影响。另外,不同的抗癌药物可作用于不同生长阶段的癌细胞,以达到最大限度的杀灭癌瘤,而有助于提高疗效。临床上较为常用的化疗方案为 CAF 方案、CEF100 方案、AC-T 方案、TAC 方案。

(1)CAF 方案:C-环磷酰胺,A-阿霉素,F-5-氟尿嘧啶。

环磷酰胺:500 毫克/平方米,静脉注射,第一天。

阿霉素:50 毫克/平方米,静脉注射,第一天。

氟尿嘧啶:500 毫克/平方米,静脉滴注,第一天。

每隔 3 周给药 1 次,共进行 6 个疗程。

(2)CEF100 方案:C-环磷酰胺,E-表阿霉素,F-5-氟尿嘧啶。

环磷酰胺:500 毫克/平方米,静脉注射,第一天。

表柔比星:100 毫克/平方米,静脉注射,第一天。

氟尿嘧啶:500 毫克/平方米,静脉滴注,第一天。

其中,表柔比星使用 100 毫克,就是方案命名为 100 的原因。每隔 3 周给药 1 次,共进行 6 个疗程。

(3)AC-T 方案:A-阿霉素,C-环磷酰胺,T-紫杉醇。

阿霉素:60 毫克/平方米,静脉注射,第一天。

环磷酰胺 600 毫克/平方米,静脉注射,第一天。

紫杉醇 175～225 毫克/平方米,静脉注射,第一天。

其中,AC 先治疗 4 个疗程,每个疗程间隔 3 周。然后再进行紫杉醇单药化疗共 4 个疗程,每个疗程间隔 3 周。整个化疗共 8 个疗程。

(4)TAC 方案:T-多西紫杉醇,A-阿霉素,C-环磷酰胺。

多西紫杉醇:75 毫克/平方米,静脉注射,第一天。

阿霉素:50 毫克/平方米,静脉注射,第一天。

环磷酰胺:500 毫克/平方米,静脉注射,第一天。

每个疗程间隔 3 周。整个化疗共 6 个疗程。

由于化疗药物对机体的正常细胞具有相同的杀伤作用,以致化疗对乳腺癌的有效剂量和中毒剂量相当接近,同时也由于化疗本身能抑制宿主的免疫功能,当所投药物的免疫抑制作用超过肿瘤作用,有时可对肝、肾器官产生不可逆转的损害。所以,对于化疗所带来的损害应高度重视。

117. 如何判断患者是否绝经

绝经与否对于乳腺癌患者内分泌治疗的选择非常重要。那么,如何判断患者是否绝经呢?绝经是指月经永久性终止,也用于描述乳腺癌治疗过程中卵巢合成的雌激素持续性减少。以下几条定义可以帮助判断是否绝经：①双侧卵巢切除术后。②年龄≥60岁。③年龄＜60岁，停经≥12个月，没有接受化疗及他莫昔芬、托瑞米芬或抑制卵巢功能的治疗，且促卵泡激素（FSH）及雌二醇水平在绝经后的范围内。④年龄＜60岁，正在服他莫昔芬或托瑞米芬，促卵泡激素及雌二醇水平应在绝经后范围内。⑤正在接受 LH-RH 激动药或拮抗药治疗的患者无法判定是否绝经。⑥正在接受辅助化疗的绝经前妇女，停经不能作为判断绝经的依据，因为尽管患者在化疗后会停止排卵或出现停经，但卵巢功能仍可能正常或有恢复可能。对于化疗引起停经的妇女，如果考虑以芳香化酶抑制药作为内分泌治疗，则需要进行卵巢切除或连续多次检测促卵泡激素和/或雌二醇水平，以确保患者处于绝经后状态。

118. 放射疗法在乳腺癌的治疗中起什么作用

　　放疗与手术同属局部治疗方法，它们可以有效地控制治疗范围内的病灶，消灭一些微小的肿瘤病灶，所以放疗在乳腺癌治疗中起着非常重要的作用。

　　（1）乳腺癌属于中度敏感的癌瘤，故采用放疗可以阻碍细胞增殖，摧毁肿瘤。

　　（2）可配合根治性手术，防止局部复发。

　　（3）可使巨大的癌瘤缩小到手术可以切除的范围。

　　（4）术前、术后辅助放疗，可以提高疗效。

（5）姑息性放射治疗虽然不能改变疾病的不良预后，但是局部控制率可达 80％。

（6）可以减轻转移瘤所引起的疼痛。

（7）提高保乳手术的成功率。对放疗能否提高生存率，能否降低局部复发率方面有不同的争议。目前多数学者认为放疗虽不能提高生存率，但可降低局部复发率。

119. 乳腺癌患者在哪些情况下应该放疗

乳腺癌患者凡具有下列各项的，均可采用放射疗法。

（1）Ⅰ、Ⅱ期乳腺癌中，患者年迈体弱，同时患有严重的心血管疾病或其他内脏疾患，不适于做手术治疗者，可以做根治性放疗。根治性放疗的绝对禁忌证很少，只要患者一般状况较好，都可以治疗。

（2）术前放疗，主要适用于原发癌瘤较晚期的病例，包括癌瘤体积较大，如直径＞5 厘米；癌瘤已侵及胸大肌筋膜；癌瘤严重侵犯皮肤；乳房皮肤溃疡；皮肤水肿，但受累范围不超过乳房皮肤面积的 1/3。

（3）术后放疗，适应证为选择Ⅰ、Ⅱ期乳腺癌，做根治术或扩大根治术，见到手术区胸壁复发者。在乳腺癌保留乳房的治疗中，术后辅助放疗可以有效控制保留乳房内的微小残留癌灶，大幅度降低局部复发危险。原则上所有接受保留乳房治疗的患者，都要常规进行全乳照射和瘤床追加照射。其次，在腋窝淋巴结转移较为严重或肿瘤局部侵犯较为严重的浸润性乳腺癌（腋窝淋巴结转移 4 个以上）患者，根治性手术后应用辅助放疗可以大幅度降低胸壁、腋窝和锁骨上窝等处的复发危险；位于乳房内侧或中央的肿瘤、有转移灶者。

（4）姑息性放疗，适用于Ⅲ期和Ⅳ期乳腺癌。对骨转移有一定的疗效；脑转移，可取得一定的姑息疗效。肺及胸膜转移，亦可放疗。

120. 什么是乳腺癌预防中的"三级预防"

由于乳腺癌的病因学复杂，发病机制尚未真正明了，乳腺癌的病因治疗尚无有效的方法，所以预防就显得十分重要。

（1）一级预防：即病因预防，主要指针对病因和增强机体抵抗疾病能力方面的措施。乳腺癌的某些危险因素是不可避免的，如月经、生育史等，但有许多因素是人为的，通过对饮食方面的调整，如减少过量热能摄入，降低脂肪摄入量，减少过量的摄入肉类、煎蛋、黄油、甜食等，适当的增加绿色蔬菜、水果、胡萝卜素的摄入量，尽量避免暴露于电离辐射的范围内等，均可降低乳腺癌的危险性。具体地说，一级预防措施包括：一般人群采用改变生活方式，增强健康保健意识；对高危人群的预防，包括高危人群的确定方法，干预措施的小规模试点研究，大规模干预结果的观察。

（2）二级预防：是指对乳腺癌的良性病变、乳腺癌的临床前期和原位癌的防治。乳腺癌死亡率的下降，很大程度上取决于乳腺癌的早期发现和早期治疗。在西方发达国家，初诊乳腺癌的多数为限于乳腺局部的病变，即临床Ⅰ期和Ⅱ期,这些病例 5 年存活率可达 85%～90%。而诊断时癌已经播散到区域淋巴结或更远者,预后不良。如Ⅲ期患者的 5 年存活率为 50% 左右,Ⅳ期患者一般为 10%～18%。可见,加强二级预防,是乳腺癌防治的有效补救手段。另外,二级预防比肿瘤的早期发现、早期诊断、早期治疗的含义还要广一些。其主要内容包括肿瘤普查、普查效果的评估和乳房自我检查。

(3)三级预防:是指对乳腺癌患者,尤其是中晚期患者的积极治疗,以延长患者的生存寿命和提高其生活质量。

121. 他人的治疗方案是否适用于自己的乳腺癌治疗

有些乳腺癌患者在治疗过程中,尤其是与其他病友交流过程中发现,自己的治疗方案与其他病友不一样,这时就会有一些疑问,是否化疗跟抗生素一样,千人一面,他人的化疗方案是否应该和我的方案一样呢?现在我们虽然可以从整体上对化疗的价值有一个概况的估计,但由于病人病情、体质、经济条件和医院技术、经验等方面的差异,具体病人化疗的取舍、化疗方案的选择、化疗后的疗效和不良反应出现的机会和程度等方面都会有很大的差异。事实上,化疗也同其他医学领域的治疗措施一样,靠的是几率说话。对于某一病人群体,化疗的疗效、不良反应的发生率和严重程度都可以有相对稳定的数值,但病人个体的反应就有很大的随机性了,因为人与人之间既可以有相似之处,更可以相差悬殊,因此化疗也就如同其他治疗方法一样要因人而异,不能盲目攀比。根据其他病人的经历所总结的"经验"也要持慎重态度,很多因果关系并不像想象的那样简单。一般来讲,医学真正可靠的结论并不是个别人的经历,而是在大宗人群间进行对比的规范研究结果,甚至是大样本,国际多中心随机对照研究的结果。这些结果重复性强,是经得起考验的,且往往是国际上所公认的,并在治疗指南上推荐使用的。

122. 放疗期间都有哪些不良反应,如何处理

放疗对每个乳腺癌患者来说,均可引起程度不同的不良反应,有些人反应很轻,有些人没有明显症状,有些人却反应很重。

(1)不良反应:最常见的不良反应有疲劳、皮肤干燥或发痒、皲裂、起疱。可产生恶心、胃痛、味觉异常、食欲缺乏等消化系统反应。

其他不良反应,如腋部放疗,则腋毛脱落;头部放疗,出现口干、耳鸣等;胸膜和肺部放疗,引起干咳无痰、咽痒等不良反应。乳腺癌患者在放疗期间,一旦出现上述不良反应,多数将随时间而消失;有的人经治疗和生活调理后,均可减轻症状。如果不良反应特别严重,即应中断放疗。

(2)处理措施:针对这些不良反应,介绍以下一些有关的、简易实用的治疗方法。①疲劳。因在放疗时,身体

消耗了很大的能量，以及放疗对正常细胞的影响，可引起疲劳。当患者感到疲劳时，应该充分休息，安排好生活，保证睡眠和足够的饮食营养补充。②皮肤不良反应。可选用清油来治疗皮肤干燥，如皮肤过于湿润，可撒一些玉米粉。当皮肤发红或转成棕色时，要注意不可让治疗部位遭受日晒，放疗结束后，症状在数周内即可消失。如发现皮肤皲裂、起疱，一定要找医生诊治。切勿随意乱用香粉、香霜、油膏及其他市售的许多护肤用品。③腋毛脱落。要防止毛发脱落是很难做到的，但放疗结束后，多数病人的腋窝处会重新长出腋毛。④消化道反应。良好的饮食习惯、营养丰富的膳食和食谱多样化，可能会刺激食欲，使之增加进食量。如果消化道反应严重，则可适当补液治疗，如仍不改善，则应考虑停止放疗。

123. 如何理解"癌前病变"

"癌前病变"是一个形态学的概念，而不是一个疾病的概念。它是根据显微镜检查所见的细胞形态变化来确定的，而不是把临床上的某一种病（如乳腺增生）称为癌前病变，因为得这种病的患者情况各有不同，有的人有不典型增生性病变，有的人就没有。有资料表明，有些良性肿瘤能够癌变，即便不能作为"癌前病变"，但应该予以高度警觉，重视癌前病变的迹象。

人体的正常细胞演变为癌细胞，须经过一个从量变到质变的若干阶段，其中一个阶段是处于癌形成之前的阶段，不经过癌前阶段而突然出现癌症是不可能的。从细胞的形态来看，癌变过程表现为一个增生过程。如果只是细胞的量增加,而细胞的形态结构没有异常变化,就叫做单纯性增生。这种增生经过治疗或靠机体本身的调节,是能够恢复正常的。若细胞的增生数量增加,形态结构也有异常改变,临床称之为不典型增生。增生程度为中期者有癌变倾向,晚期者接近于癌变。这种不典型增生达到一定程度时的病变,才能算是"癌前病变"。

"癌前病变"是可逆性的,经过积极正确的治疗是能够治愈的。此外,癌前病变要演变为真正的癌,需要经过相当长的一段时间,其中一部分能逐渐变轻;一部分缓慢发展为长期保持不变,甚至到死后检查都没有变化;一部分逐渐加重,最后导致成癌。所以,即使是癌前病变的患者也不要过度紧张。当然,医生应该非常重视癌前病变的发现,积极消除发生癌的隐患,及时治疗有癌变倾向或那些将要癌变的病变。

124. 诊断淋巴结有无癌转移腋窝触诊准确吗,腋窝需要做 B 超检查吗

腋窝淋巴结癌转移的有无、转移淋巴结的个数及比率与乳腺癌患者的预后密切相关,因此对该部位的术前诊断意义重大。诊断乳腺癌的腋窝淋巴结转移时,触诊的确很重要,但绝不能过于依赖。有报告触诊诊断腋窝淋巴结转移而病理学认定无转移的病例比率是 30%。相反,触诊无腋窝淋巴结转移而病理学认定有转移的病例比率是 35%。因此,有必要认识到通过触诊诊断腋窝淋巴结转移并不确切,特别是对肥胖妇女的触诊更不易准

确。所以,腋窝的影像学检查就显得格外重要,通过腋窝
B 超检查,能够了解腋窝淋巴结的细致结构,有无肿大、融
合、血运情况,从而初步判断有无转移。近年来,能详细
判定血流信号的高能超声多普勒已应用于临床,很少能
漏掉直径最小 5 毫米以上肿大的淋巴结。

125. 乳腺癌术后疼痛的预防及治疗有哪些措施

乳腺癌术后疼痛是由于多种因素造成的,疼痛的预防
重要的是尽可能消除原因。首先,术前对有神经质的患
者,有关麻醉及手术方法、术后疼痛的程度、康复锻炼等
问题,要进行有关的说明。手术在全身麻醉下进行,通常
采用吸入麻醉。在术中,为了预防上臂的感觉异常,必须
注意对臂丛周围或腋窝的外侧不必要进行廓清。另外,
放置引流管时,小心不要碰到神经。如果保留肋间臂神
经,上臂内侧感觉麻木的范围将被控制在最小的限度内,
但是,在术后当时有的病例也会出现感觉过敏。术后保
持创口部位的制动,术后疼痛将被控制在最小限度内。
长时间保持同一姿势可造成腰痛、背痛,预防方法是变换
合适的体位。只要患侧不在下方,术后可立刻采取自由
的体位。开始康复锻炼后,对于包括上臂在内的创口痛,
使用口服消炎镇痛药就可以治疗。此时,对整个创口的
钝痛,采用保温胶做成的温敷布有效。如有血肿,有时也
自诉钝痛,这种情况下适合穿刺抽吸。另外,在门诊有术
后长期创口部钝痛者,特别是阴雨季节或冬季寒冷的时

候加重,这种情况下做热敷或理疗往往有效。

126. 延误乳腺癌诊断和治疗的心理因素是什么

当患者第一次在自己的乳房上发现异常后,潜在的心理压力就开始了,不愿正视现实的情况,也不考虑其可能发生的严重后果而推迟求医。常见的心理因素有:①对乳房的异常变化视而不见,感觉迟钝。②对乳房肿物的危害性没有认识。③存在侥幸心理,盲目希望肿物能自行消失。④肿物无疼痛,对生活无影响,所以对微小的迹象毫不在意。⑤对癌的恐惧,讳疾忌医。⑥出于经济方面的原因和对家庭的忧虑。上述诸多心理反应,都会延误乳腺癌患者的及时诊断和治疗,从而丧失了早期治愈的机会。实在是应该引起医家和病人的注意。

127. 如何改善乳腺癌患者的生活质量

近期的目标是提高肿瘤患者的生存率,改善生存质量。如何在提高乳腺癌中晚期癌的局部缓解率的同时,保持其女性特征美,是近年来乳腺癌治疗中的难点之一。

(1)提高早期癌的治愈率。

(2)在保证清除乳腺癌肿瘤灶的情况下尽可能缩小手术范围。

(3)合理、有效地安排治疗方案,改善中期或局部晚期患者的身体状况,提高手术切除率,避免或减少医源性并发症的发生。

(4)重视并发症的预防和治疗。

（5）控制乳腺癌复发和转移，提高无病生存率和远期疗效。

（6）乳房重建与整形。

（7）控制晚期乳腺癌症状，尤其应该指出的是，在实施姑息治疗时，应以追求良好的生活质量为其最高准则。

（8）重视患者的心理、生活护理，树立战胜癌症的信心，保持健康的心理和精神状态。

（9）乳腺癌癌前病变的干预治疗。

128. 怎样早期发现乳腺癌

乳腺癌很早期时，临床上毫无症状，也无肿块，是很难被发现的，除非应用特殊的检查方法。为了早期发现乳腺癌，最好的办法是妇女学会自己定期检查乳房，这样就可以使肿瘤在还未长大之前就被发现。如自我检查发现乳头溢液或乳房湿疹样改变或很小的结节，不要轻易放过，因为这些异常现象绝大多数为乳腺癌的首发症状。乳头溢液或湿疹样改变，由于内衣已被水浸渍所污染，容易发现，而小结节肿块不痛不痒，不加注意就容易被忽视。每遇这种情况，应该立刻到医院去做进一步检查。患者、医务人员发现乳房的任何微小异常，都应该予以高度重视，如乳房皮肤有轻度的凹陷（医学上叫做"酒窝征"），或乳房的皮肤有增厚变粗、毛孔增大现象（医学上叫做"橘皮征"），这些异常变化也常是乳腺癌的特征。有时仅仅依靠上述这些情况来发现临床早期病例未必可靠，我们应该结合患者的年龄全面分析。年龄在 35～55 岁者，是女性乳腺癌的高发阶段，除临床确诊为良性肿瘤外,对可疑的癌瘤,常须做肿块的局部针吸、细胞学检查、切除活检等各种检测乳腺癌的方法,以明确诊断,避免发生漏诊、误诊。当然,定期检查也是早期发现乳腺癌的很好的办法,定期检查包括每季度自我检查 1 次乳房和定期来医院让专科医师检查。每位年龄在 35～40 岁的妇女每年要到医院检查 1 次。最好能做 1 次乳房 X 线摄影,可与未来做的乳房摄影对照,以比较其中的变化,通常称作基准的乳房摄影。40～49 岁的妇女应半年到 1 年检查 1 次,每隔 1 年要做 1 次乳房 X 线摄影,并与原来的检查对比。50 岁以上的妇女则应 3 个月到半年检查 1 次,并需每年检查 1 次乳房 X 线摄影。对于有以下情况者更应高度重视:①35 岁以上有母系(母亲、姐妹等)乳腺癌家族史者。②高龄(35 岁以上)初产妇或从未生育的妇女。③曾患乳腺良性病变(如良性肿瘤、乳腺增生病等)的妇女。④曾患对侧乳腺癌的患者。⑤临床或其他检查怀疑有病变者。⑥绝经期较晚(>55 岁)的妇女。⑦乳房较大,临床触诊不满意者。应勤查且每次到医院检查时最好能配合 B 超检查,以免漏诊。

129. 乳腺癌的"橘皮征"是怎么回事

乳腺癌患者常因癌瘤广泛侵犯乳房皮下和皮内淋巴管,导致局部皮肤出现水肿。此时,由于皮肤和皮下组织的联结在毛囊部位最为紧密,因而在毛囊处形成许多点状小孔,使皮肤呈现酷似橘子皮的"橘皮征"。当水肿加剧时,在毛囊处,因皮肤受到 Cooper's 韧带的牵拉,出现许多凹陷,形成橘皮样水肿,这是一个较晚期的体征。

130. 乳腺癌的"卫星结节"是怎么回事

当腋淋巴结呈现广泛转移时,可严重堵塞乳房通向腋淋巴结的输入淋巴管道,引起淋巴液逆流。这样,一些癌栓随着淋巴液的逆流广泛地扩散至乳房和乳房周围皮肤,而在皮肤处发生多个较硬的小结节,形成转移小灶。数目常常只有几个,呈结节状分散存在,直径各约数毫米,色红或暗红,这种乳腺癌周围皮肤的转移性癌结节称为"卫星结节,"是乳腺癌的一个更为晚期的体征。

131. 乳腺癌的"酒窝征"是怎么回事

当乳腺癌患者的乳房组织中纤维间质受到侵袭,侵袭皮下或累及乳腺 Cooper's 韧带,则乳房病灶部位的皮肤表面常出现不同程度的凹陷区,临床称之为"酒窝征"。出现酒窝征的异常改变,说明病灶组织与皮肤粘连,这是乳腺癌较为早期的一种表现。这种皮肤改变有时很明显,但多数情况下非常轻微,需要仔细观察、比较才能发现。

132. 转移性乳腺癌的治疗目标是什么

转移性乳腺癌的治疗从基本上来说是不可治愈的,因此转移性乳腺癌的治疗是姑息性治疗。目前认为从整体上来讲,转移性乳腺癌最有把握的治疗目标还是缓解由肿瘤侵犯带来的各种不适,改善生活质量。这就是国际医学界确定的转移性乳腺癌治疗的首要目标。转移性乳腺癌治疗的另一目标是在保证一定水平生活质量的前提下延长生存时间。以往曾以化疗作为全身性治疗的主要手段,但目前"内分泌治疗优先原则"已经越来越多地得到医学界的认同。这种治疗下患者的生活质量更有保障,而患者的总体生存时间非但没有比化疗的患者缩短,反而有明显的延长。这与内分泌治疗毒性轻微、疗效维持时间长等特性是分不开的。

133. 哪些因素影响乳腺癌内分泌疗法的疗效

对于乳腺癌患者来说,内分泌治疗对正常组织不引起明显的损害,这点优于放疗与化疗。但影响内分泌治疗效果的因素有患者的年龄与绝经状况,癌瘤生长的速率,癌瘤转移病变的部位,癌瘤组织内雌激素受体与孕激素受体的状况。

134. 乳腺癌内分泌治疗优先原则的依据是什么

乳腺癌内分泌治疗的优先原则如下:

(1)内分泌治疗的不良反应相对较小,不至于因为治疗本身显著降低患者的生活质量,这也为后续其他治疗的规范实施保留了较好的身体条件。

(2)内分泌治疗的疗效维持时间较长,一旦有效便可以相对长期地维持高水平的生活质量。

(3)内分泌治疗中,病灶长期无明显进展的患者也可以获得与病灶缩小,甚至病灶消失患者相似的生存时间。

（4）目前，内分泌治疗手段已经相当多样，而且内分泌治疗中也没有发现化疗中常见的多药、耐药的现象。

（5）新近开发的一些内分泌治疗药物较之既往药物不仅不良反应更轻，而且还可以较为可靠的延长生存期。

（6）新开发的选择性芳香化酶抑制药，其起效已经很迅速。

（7）内分泌治疗手段的应用较化疗方便得多，而且很多情况下也较为经济。

135. 乳腺癌内分泌治疗优先的内容是什么

（1）在可能的情况下，要早期开始应用内分泌治疗，不要只在化疗反复应用过后才考虑到内分泌治疗问题。

（2）在化疗和内分泌治疗同样可能有效的情况下，可以考虑优先试用内分泌治疗。

（3）某些雌激素受体阴性转移癌亦可考虑首先试用内分泌治疗。

（4）很多内分泌治疗有反应的患者，在疾病进展后都可以从后续内分泌治疗进一步获益。

136. 乳腺癌有远处转移者的预后怎样

一旦发现乳腺癌远处转移，中位生存时间是 2 年，但许多乳腺癌患者能活数年，甚至十多年。复发前的无癌间歇期越长，预后就越好。本病术后发生远处复发者与临床确诊时已有远处转移者，性质虽不相同，但预后均差。有人统计了 450 例乳腺癌患者，发现软组织和骨转移者的生存时间是 22～26 个月，肺和胸膜转移为 10～12

个月,肝和脑转移是 4～6 个月。由此可见,癌转移一旦发生就很少治愈,预后不佳。现有的治疗尚可能加以控制,但不能延长患者的寿命,只能使患者尽量过高质量的生活。

137. 乳腺癌有脑转移者预后怎样

脑转移比肺、骨、肝转移较为少见,且常在病程的终末阶段出现。转移灶多发生在大脑半球顶枕叶,常为多发性。转移灶倾向于脑皮质和脑白质的交界处。该处是从供血丰富到供血贫乏的过渡线,癌栓可能容易停留下来。脑转移若不进行治疗,患者的中位生存期只有 1 个月,脑转移致死的原因主要是颅内压增高导致昏迷和脑疝。脑转移治疗的主要目的是解除神经损害症状并争取获得肿瘤的长期控制。具体治疗方法可以分为对症处理和抗肿瘤治疗两部分。临床应用中要注意综合考虑,个体化处理。脑转移除了有脑转移病灶外,还伴有身体其他部位转移。如患者一般状况良好,经神经系统检查、CT、磁共振检查证实为单个局限性转移,可以考虑手术切除。乳腺癌脑转移患者放疗后,约 60% 患者的症状可获改善,缓解期平均为数月。

138. 乳腺癌有肺转移者预后怎样

肺是乳腺癌最好发的转移部位,常为多数性结节,倾向于分布在外周肺野。肺部单个转移灶,或转移灶虽有几个但局限在一处,若原发癌灶已获控制,首次治疗后无病间期较长,且身体其他部位无新的转移灶出现,可以对肺转移病变采取积极的手术治疗,一般多做姑息性肺叶、肺段或楔形切除术。若首次治疗乳腺癌后无病期在 2 年以上,则预后较好。

139. 乳腺癌保乳手术治疗后的监测项目有哪些

乳腺癌初次治疗后,大约一半的复发发生在 3 年之内,3/4 的复发发生在 5 年之内。研究证明:在最初的 2 年之内,每 3～4 个月复查 1 次最为合理;第 3～5 年,改为半年 1 次;5 年后每年复查 1 次。同时,乳腺癌病人最好每月自检 1 次。监测内容包括:

(1)病史:应询问一段时间以来病人的感受、不适和自我检查结果,据此寻找其中是否有转移、复发及新癌灶迹象,判断是否有治疗的不良反应。

(2)体检:对患侧及对侧乳房,双侧腋窝,双侧锁骨上、下区,肝脏等进行检查。

(3)乳房 X 线检查:保留乳房的病人,一般在放疗结束后 6 个月时进行 1 次乳房 X 线检查,以后每 12 个月做 1 次双乳 X 线照相。

(4)超声检查:每次复查,均做双侧乳房及腋窝,锁骨上、下区超声检查。服用三苯氧胺(TAM)者,每 12 个月做 1 次盆腔超声检查。如果在常规监测中发现有可疑症状或体征,可以根据需要选用胸部 X 线检查、骨扫描、全血细胞计数、血生化及肿瘤标志物检查,有症状或骨扫描异常部位的骨 X 线检查,有症状部位的 CT 或 MRI 检查。

通过胸部 X 线检查可以早期发现肺及胸膜的转移。骨扫描被普遍认为能早期发现骨转移；但一项前瞻性随机研究发现，如果病人没有临床症状，骨扫描真正的阳性率是很低的，故不推荐作为常规的监测内容。血清生化检查中，CEA、CA153、泌乳素（PRL）被许多研究证明可以用来作为监测乳腺癌复发和转移的指标，治疗后 CEA、CA153 的升高提示治疗失败，有复发或转移灶出现的问题。对可疑病灶，应尽可能地进行活组织检查。活检可采用针吸细胞学检查、组织学穿刺活检、切除活检及冰冻切片检查，根据病理检查结果做出合理的治疗计划。

三、乳房常见病防治与乳房保健

140. 乳房胀痛是怎么回事

乳房胀痛是临床常见病,统称乳痛症。该病是指以疼痛为主要临床症状的乳腺增生性疾病,属于中医"乳癖"之一。其特点为单纯性乳腺增生和具有自限性,即经过一段时间,不予治疗就能自愈。这种病就是我们临床上经常说的乳腺小叶增生,一般认为其癌变机会不大。在临床上约有 50％女性有乳痛症的表现,多见于 27～35 岁或 40～50 岁的女性,特别是多见于 30 岁以上未婚、未育、哺乳少、爱生气的女性。

141. 乳痛症是怎样发病的

乳腺是性激素的靶器官,与子宫内膜一样受卵巢内分泌周期性调节,并受内分泌环境的影响而产生相应的周期性变化。年轻女性正值性腺功能旺盛时期。月经前性腺内分泌非常活跃,如黄体素和雌激素的分泌紊乱,就可促使乳腺上皮的增生和脱落超过正常范围而发生乳痛。其病理特点是腺管、腺泡及小叶间质轻度或中度增生,小叶的大小及形态不整,小导管轻度扩张。本病的发生发展与激素水平的波动及乳腺组织对激素敏感性的差异,决定着病情的程度。

142. 中医学是如何认识乳痛症的

中医学认为,乳痛症的发病系由于忧郁伤脾、暴怒伤肝、气滞血瘀所致,与冲、任等经脉亦有密切关系。肝胃不和者,常有心情不畅史,而见肝气不舒,郁于胃中,故乳房疼痛常伴随喜怒而消长。陈实功:"多由思虑伤脾,怒恼伤肝,郁结而成也。"冲任不调者,常有月经紊乱史,故乳房胀痛常随月经周期变化,每月月经来潮前,疼痛加剧,而当月经过后,痛感减退或消失。

143. 为什么乳痛症发病率越来越高

近年来,乳痛症的发病率逐渐增高。根据有关专家分析,发病率增高可能与下列因素有联系。

(1)乳腺是性激素的靶器官,受内分泌环境的影响而呈周期性变化。随着社会的进步和观念的开放,当性的环境扩大及性刺激的机会增多,则可促使"动情素"分泌,造成雌激素增多而黄体酮相对减少,而发生乳痛症。

(2)有的女性,尤其中老年人,为了皮肤美容,长期使用含有雌激素的面霜,使体内雌激素的水平相对增高,久之可诱发本病。

(3)还有一些女性,以绝经期女性为主,为了抗衰老,经常服用含有雌激素的药物,使体内激素水平失去平衡,导致本病的发生。

(4)随着社会的发展,人们的竞争意识不断增强,来自社会各方面的应激亦增多,因此人的情绪经常出现波动,甚至情志不畅,或性情急躁,暴怒伤肝,忧郁伤脾,以致肝气郁结,肝胃不和或冲任失调,气滞血瘀,导致发生本病。

(5)其他如未婚、未育、乳房发育小、哺乳少,均可促使乳痛症发生。

144. 乳痛症的主要临床表现有哪些

(1)好发于 25 岁以下的年轻女性,以未婚、已婚未育或已育但并未自己哺乳的女性较多见。

(2)患者平素性情急躁,易动肝火,发怒郁闷,或郁而不言而闷闷不乐。

(3)病程较短,常为病症初起数周,最长不超过6~8个月。

(4)起病隐匿,主要以乳房的周期性疼痛为特征。起初为弥漫性隐痛或胀坠感或钝痛,疼痛在乳房组织内呈自发性和阵发性,并可反射到患侧的腋部、肩胛部或上臂等处。疼痛部位 50% 在外上象限,20% 在中上部,并伴有压痛。少数患者亦可表现为乳房局部呈持续性钝痛。

(5)经前胀痛有明显的周期性和规律性。

(6)检查时,可扪及肥厚的腺叶,有的病例乳房表面可呈颗粒状变化,有压痛,或无肿块扪及。

(7)患者常有月经紊乱、痛经史。

145. 乳痛症需做哪些临床检查

乳痛症是一种良性病变,通过病史及临床表现即可诊断,一般不用做过多的检查。但应注意有少数乳腺癌早期亦有乳痛的表现,故应做乳腺 B 超或乳腺钼钯检查以除外乳腺癌。特别是对于有乳腺结节的患者,必要时应做乳腺活组织检查以明确诊断。

146. 西医如何治疗乳痛症

由于乳痛症的发病规律具有自限性特点,所以在治疗上应首先向患者讲清楚本病的良性病理性质及自限性特征,以消除其紧张情绪和恐惧心理。一般无须治疗,通常 1～3 年可以不治而愈,尤其未婚者结婚、未育者怀孕时症状可自行消失,绝经后女性也能自愈。若疼痛加重可用乳罩托起乳房,并服用活血化瘀、舒筋活络的中药,常可缓解和减轻症状,其疗效良好。若疼痛严重,影响生活及工作时,可选用丙酸睾酮,月经前 1 周开始 25 毫克,每日 1 次,肌内注射,连用激素要慎重,不宜多用,以免破坏体内激素平衡。

147. 乳痛症在什么情况下需做手术治疗

如乳痛症患者有乳腺癌家族史,疼痛范围局限在乳房的一定部位,特别是在外上象限者;或活动组织检查发现上皮细胞增生显著,则以实施乳房单纯切除术为妥。若病理切片发现已有恶变,则应按乳腺癌处理。

148. 中医如何辨证治疗乳痛症

中医治疗乳痛症积累了丰富的经验,临床上多以肝郁气滞、肝郁化火、冲任不调 3 种证型多见。

(1)肝郁气滞型

主证:情绪郁闷、心烦善怒,两侧乳房胀痛或刺痛,疼痛随情绪而波动。月经前期胀痛加重,行经及经后期症状缓解;兼有胸闷嗳气,多见于青春期或病程较短者,舌苔薄白,脉细涩。

治则:疏肝理气,和胃化痰。

方药:逍遥散合二陈汤加减。柴胡、当归、茯苓、香附、橘叶各 10 克,甘草 6 克,全瓜蒌 20 克,白芍 20 克,青皮 10 克,陈皮 10 克,制半夏 10 克。乳房胀痛较甚时,合金铃子散;若大便溏泄,去全瓜蒌,加白术 15 克。

用法:水煎,每日 1 剂,日服 2 次。

(2)肝郁化火型

主证:形体消瘦,午后潮热,精神不振,虚烦不寐,多梦或有头晕,易于激怒,口干,月经周期紊乱,乳房胀痛而感灼热,多见于绝经期妇女,或素体阴虚火旺者,舌边尖红、苔少或薄黄,脉弦细而数。

治则:行气清肝,化痰散结。

方药:柴胡疏肝散加减。柴胡、当归、白芍、牡丹皮、栀子、郁金、夏枯草、青皮、陈皮各 12 克,全瓜蒌 20 克,茯苓 15 克。

用法:水煎,每日 1 剂,日服 2 次。

(3)冲任不调型

主证:月经紊乱,量少色淡或已绝经闭经,或经事失调,错后者多,超前者少,心烦易怒,乳房胀痛,经临期尤重,面色少华,神疲乏力,多见于绝经期妇女,舌质淡、苔白,脉濡。

治则:调摄冲任,疏肝解郁。

方药：二仙汤合逍遥散加减。仙茅、淫羊藿、柴胡、当归、白芍、巴戟天、菟丝子、鹿角霜各 12 克,制何首乌 30克,益母草、陈皮各 10 克。

用法：水煎,每日 1 剂,日服 2 次。

149. 治疗乳痛症有哪些中成药

治疗乳痛症的中成药有：

(1)逍遥散：疏肝解郁,养血健脾。适用于肝郁血虚所致的乳房胀痛、月经不调者。每次 3～6 克,每日 3 次,口服。

(2)乳癖消：清热活血消疬,软坚散结解毒。用于乳腺增生所致的乳痛症。每次 5～6 片,每日 3 次,口服。

(3)小金胶囊：散结消肿、化瘀止痛。用于阴疽初起、皮色不变、肿硬作痛,以及多发性脓肿、瘿瘤、瘰疬、乳岩、乳癖。每次 3～7 粒,每日 2 次,口服。

(4)夏枯草膏：清火明目,散结消肿。用于头痛眩晕,瘰疬,瘿瘤,乳痛肿痛,甲状腺肿大,淋巴结核,乳腺增生症。每次 9 克,每日 2 次,口服。

150. 乳痛症患者如何自我调养

首先要使乳痛症患者知道本病有自愈的倾向,是良性疾病,以消除恐惧心理。日常生活加强自我调护,保持心情舒畅,治疗月经不调是预防本病发生的重要环节。

(1)做情绪的主人：人在任何时候,总是伴随着各种情绪。情绪活动可有积极的和消极的两大作用,它既可使人获得成功、希望和快乐,也可导致苦闷、逆境和挫折,特别是在激情状态时容易失去理智的控制,做出不当之事,可谓失态。因而要用理智的力量控制冲动,不做情绪的俘虏,而要做情绪的主人。

(2)树立正确的人生观:它决定着一个人对周围事物的态度,而且调节人的行为、活动方向和进行方式,对心理功能起着调节、支配的作用,不被矛盾所困扰,不为冲突而忧虑。

(3)正确认识自我:通过增强自知力,不断完善自我,调整"现实我"与"理想我"的差距,从自我实际条件出发,从事力所能及的工作,正确的态度是扬长避短,取长补短。

(4)必须在生活中学会解脱困扰:如到大自然中转移消极困境;运用幽默感充实自己;向知心益友倾吐衷情,发泄出不良情感、情绪和体验,摆脱自己的困境。只有这样才能避免发生乳痛症等疾病,消除不利于健康的影响,达到"精神内守"、"病从安来"的目的。

151. 什么是乳腺增生症

乳腺增生症包括单纯性乳腺上皮增生症或囊肿性乳腺上皮增生症,其病因都与卵巢功能失调有关,可能是黄体素的减少及雌激素的相对增多,致使二者比例失调。乳腺增生症各种症型的主要病理都是导管、腺泡,以及间质的不同程度增生。乳腺增生症的各种症型间,如生理性和病理性之间及病理性的各个阶段之间,其病理改变都有不同程度的移行性。乳腺增生症分为乳痛症型、小叶增生症型、纤维腺病型、纤维化型、囊肿病型5型。

152. 乳腺增生症的发病机制是什么

乳腺增生症是一种既非炎症,也非肿瘤的良性疾病。该病的发生多因患者卵巢功能失调,黄体素与雌激素之间比例失去平衡,黄体素分泌下降,雌激素相对增高,出现乳腺组织对卵巢激素反应不协调,导致乳腺组织增生和复旧的周期性过程发生病理性改变,因而也失去了黄体素对雌激素的抑制性影响,如末梢导管的不规则出芽,上皮增生,引起小管扩张和囊肿形成等。

153. 中医学认为乳腺增生症的病机是什么

乳腺增生症的发生与乳痛症一样,与肝、胃、脾、冲、任等经脉关系密切,经常互为影响。肝胃不和者,其囊肿大小随着情绪变化增大或缩小。由于女性之乳,资于冲脉和胃经,冲为血海,隶于肝肾,肝气不舒,冲脉失调,故囊肿之体积常于经前期增大,经后缩小,乳腺胀痛也可随之减轻。亦可由思虑伤脾,恼怒伤肝,肝气不舒,肝郁气滞;或思虑伤脾,脾失健运,痰湿内蕴,以致肝脾两伤,痰气相结,瘀滞而成块。

154. 乳腺增生症的病理形态是什么

乳腺增生症在病理上是一种结构不良的变化,一是导管的囊状扩张,形成大小不等的囊肿。囊腔大小各异,小至针尖大,大至数厘米。囊腔内含有浆液性或血性液体,色呈淡黄、黄绿或棕褐色。另一是导管有不同程度的上皮增生,小叶和小叶周围组织也有增生。本病病理虽然多种多样,但各种形态变化都反映着乳腺小叶的增生和退化,腺管和腺泡增多,腺上皮和肌上皮增生。镜下所见,乳腺囊性增生症的小叶增生可为弥散性,也可为局限性。小叶内纤维组织呈中度增生及胶原化,失去其原有的疏松状态,并可与小叶间的致密结缔组织融合而使小叶境界不清。当小叶增生活跃时,上皮细胞肥大,数量增多,而使管腔变小,有时上皮细胞呈实性团块状充塞于小导管和小囊的内腔中。末梢导管高度扩张,形成囊肿,囊壁上皮细胞可无明显变化,呈立方形或柱状。小管上皮可正常或增生为两层以上,有的可出现分泌现象,有的则变扁或脱落,致导管扩张甚至形成小囊肿,内含有分泌物。间质中可有淋巴细胞浸润。近年来,按导管上皮增生的形态,将其分成4级,以示其与癌变的关系,值得注意的是,此4级不同的形态可在同一乳腺腺体中并存(表1)。

表 1　乳腺增生症的病理形态分级

形态级别	乳腺导管囊状扩张和导管上皮的结构变化	发生率(%)	癌变可能率(%)
Ⅰ	不伴导管上皮增生	70	0
Ⅱ	伴导管上皮增生,上皮细胞无异型	20	1～2
Ⅲa	伴导管上皮增生,上皮细胞呈轻度异型	5	2～4
Ⅲb	伴导管上皮增生,上皮细胞呈重度异型(导管原位癌)	5	75～100

155. 乳腺增生症有何临床特点

乳腺增生症多见于生育期性功能旺盛的中年女性,30～

50岁为最多见,少数在20～30岁发病,尤以未婚女性或已婚未育或已育而未哺乳者多见;好发于发育差的小乳房,青春期前及绝经后无发病者。它的临床特点如下:

(1)肿块常为双侧,多半与周围乳腺组织没有很清楚的界线,但与皮肤及筋膜无粘连。可触及单个或多个大小不等的结节,呈条索状或弥散的霰弹状。囊肿小者质硬韧;囊肿大者质较软,可有波动感。

(2)乳房胀痛程度不一,轻者不介意,重者可影响工作与生活。多数患者乳房疼痛程度与月经周期有密切关系,月经前后症状明显,并且其疼痛多局限于病灶部位,而不波及肩、臂等处。

(3)病程冗长,常为数年。肿物生长缓慢,有时疼痛可自行缓解,肿物可变小变软。腋下淋巴结不肿大。

(4)部分患者可见乳头溢液,溢液为黄棕色浆液或暗褐色血性液体。乳头无内陷或偏斜现象。

(5)乳腺增生症常表现为阵发性,有恶变为癌的可能。

156. 乳腺增生症应做哪些检查

为了进一步明确诊断,特别是与乳腺癌相鉴别。除了详细询问病史及仔细查体外,还可以做一些必要的检查。

(1)近红外线乳腺扫描检查:近红外线乳腺扫描检查是利用其对血红蛋白吸收特性形成图像,进行乳腺全视野扫描观察和诊断。该检查属无损伤性检查,对致密型乳腺或不宜用X线检查的患者,如年轻女性、局部手术后瘢痕较多者及孕妇等,不失为较好的手段。但其假阳性较高,受检查者的经验、仪器的性能等影响较大。

(2)乳腺彩超检查:乳腺彩超检查的临床应用是乳腺疾病诊断的一项重大进展。

(3)乳腺钼钯检查:该检查主要用来与乳腺癌相鉴别,主要用于 35 岁以上妇女,特别是乳腺 B 超检查有可疑结节的患者。

(4)乳腺乳管镜检查:本检查主要适用于乳头溢液的患者,可以除外乳管内是否有肿物及其形态,必要时可取活检。

(5)乳腺活组织检查:可以利用针刺或切取部分病变组织的方法来进行组织学检查,以明确诊断。

157. 乳腺增生症在哪些情况下应考虑手术治疗

当乳腺增生症出现下列情况时,则以手术治疗为佳。

(1)乳腺增生结节病变仅局限于乳房的一处,长期治疗不愈,肿块迅速增大,质地变硬,可将局部肿块手术切除。

(2)乳腺结节肿块位于乳房的外上象限,并怀疑可能癌变,应手术治疗。

(3)患者年龄在 45 岁以上,病变范围广泛,有乳腺癌家族史,伴有乳头溢液者,应手术治疗。

(4)乳腺活组织检查发现上皮细胞增生显著者,则以实行乳房单纯切除手术为宜。

(5)穿刺或切除组织病理显示恶变者,应积极手术治疗和进一步治疗。

158. 乳腺纤维腺瘤是一种什么病

乳腺纤维腺瘤是乳腺小叶内的纤维组织和腺上皮同时增生所形成的,是最常见的乳房良性肿瘤,发病率占乳房良性肿瘤的首位(约占 10％)。该病属于中医"乳癖"之一,也包括在乳中结核范围之内。其特点为乳房出现无痛性肿块,大多为单侧单个肿块,占 75％～85％,以外上象限多见,活动度大,无粘连。本病癌变的可能性很小,但有肉瘤变可能。本病好发于未婚的青年女性,常见于20～25 岁女性,很少发生在月经初潮前或绝经后的女性。

159. 西医学对乳腺纤维腺瘤是如何认识的

乳腺纤维腺瘤的形成与卵巢功能旺盛,机体和乳房局部组织对雌激素过度刺激的敏感性有关。雌激素水平过高,乳腺组织对其发生局部反应,而导致乳腺上皮和纤维组织增生,通常形成具有完整的薄包膜的纤维上皮性腺瘤。由于本病好发于卵巢功能旺盛而又调节紊乱的女性,因此在妊娠、哺乳期内,上皮细胞可明显地显示出分泌现象,形成腺泡,此时肿块可迅速增大。

160. 中医学认为乳腺纤维腺瘤是如何形成的

乳腺纤维腺瘤属中医"乳癖","乳中结核"的范畴。其发病多由于情志内伤,肝气郁结,气滞痰凝,痰瘀互结而聚成肿块;或思虑伤脾,脾失健运,痰湿内蕴,以致肝脾两伤,痰气互结,瘀滞而成块;或肝肾不足,冲任失调,气滞痰凝所致;或肝气久郁,肝火偏旺,以及相火内盛(相为肾之意),两火相搏,炼液成痰,痰浊与气血凝聚而成积块,固着不易化散,故本病较难以消散。

161. 乳腺纤维腺瘤在病理组织学上是如何分型的

乳腺纤维腺瘤是由小乳管、腺泡和结缔组织所组成的,根据其病理组织成分及形态分为 3 型。

(1)管内型(亦称皮下性纤维腺瘤):管内型主要表现为间质增生,乳腺腺管周围的纤维组织呈现乳头状或息肉样增生突起,压迫腺管腔,可累及 1 个或数个乳管系统。间质增生以上皮下的纤维为主,在增生的纤维组织挤压下使扩大的腺管伸长、弯曲而变形,有的呈狭长分支状裂隙。在某一个切面上,增生的纤维组织好像位于管腔内,似在管内生长,故名为管内型纤维腺瘤。

(2)管周型(亦称乳管及腺泡周围性纤维腺瘤):本型主要表现为腺体增生,是由乳腺导管弹力纤维层外的纤维组织和小腺管及管泡增生所构成。其形态大小不一,数目增多,呈弥散分布,或集合成堆。这种增生在青春期患者的瘤体内尤为明显,有时呈乳头状;有时乳头相连成桥状或网状,甚至可充塞管腔,几乎成为实质团。本型特点是乳腺管有显著的增生,其周围有大量结缔组织环绕,纤维大多较疏松、纤细,有黏液变性或胶原化玻璃样变。

(3)腺瘤型:多见于青春期患者的瘤体。本型特点是腺管增生明显,腺体形态仍保持管泡状结构,而腺体间纤维组织量极少。

162. 乳腺纤维腺瘤的主要临床表现是什么

乳腺纤维腺瘤的主要特点是:乳房出现无痛性肿块,常见于 20~25 岁、卵巢功能旺盛而又调节紊乱的青年女性。有 75%~80% 的患者为单发性,亦可为多发性,即有多个在一侧或两侧乳房内出现。好发部位于乳房的外上象限。乳房肿块形似丸卵,大小不一,多在 1~2 厘米之间,大多数不超过 3 厘米,偶有超过 14 厘米者。肿块处皮色不变,质地坚实,表面光滑,边界清楚,在乳房内极易推动,与皮肤无粘连,经年累月不会溃破,腋窝淋巴结也不肿大,肿块生长缓慢,但在妊娠期或哺乳期可迅速增大。青春期纤维腺瘤,系指肿瘤发生在月经初潮前后,有发展较快、瘤体较大的特点,应考虑巨纤维腺瘤的可能。

163. 乳腺纤维腺瘤能癌变吗

乳腺纤维腺瘤癌变的可能性较小。若纤维腺瘤(特别是巨纤维腺瘤)内的上皮成分增生显著时,偶有恶变成小叶癌、管内癌或肉瘤,但极少见,一般在 1% 以下。随着年龄增长(25 岁以上),瘤内腺上皮细胞及纤维组织的活跃状态逐渐减弱,乳房纤维腺瘤在绝经期后极少见,所以在绝经期出现纤维腺瘤者应加以高度重视,因为瘤组织内或肿瘤邻近组织内可能隐藏有恶性组织。某些妇女在妊娠期肿块增大迅速,要警惕肉瘤恶变的可能。

164. 乳腺纤维腺瘤与乳腺癌在临床表现上如何鉴别

　　临床上某些乳腺癌酷似纤维腺瘤，而某些边缘不规整的纤维腺瘤又与乳腺癌非常相似。此时单凭触诊很难区别，往往需进一步鉴别诊断，做 B 超检查、钼钯摄片、针吸细胞学检查及切除活检。此外，外科医生需掌握乳腺纤维腺瘤与乳腺癌区别的临床特点，以免误诊、漏诊（表 2）。

表 2　乳腺纤维腺瘤与乳腺癌临床特点鉴别

特　　点	乳房纤维腺瘤	乳腺癌
发病年龄	多见于 20～25 岁青年女性	多见于 40 岁以上的女性
生长速度	生长缓慢	生长迅速
肿块数目	大多为单个，也可为多个	单个
肿块位置	多位于乳房外上象限	多位于乳房外上象限
肿块形状	卵圆形，边界清楚，表面光滑	圆形，边界不清楚
肿块质地	坚实	硬
肿块活动度	好	早期活动度可，中期及晚期推之不动
肿块疼痛	无	30%的人有钝痛
肿块与皮肤及周围组织有无粘连	无	与周围组织及皮肤极易粘连，皮肤呈"酒窝征"及"橘皮样变"
乳头状况	乳头正常，无分泌物	乳头可缩回，并有分泌物溢出
淋巴结有无转移	无，腋窝淋巴结不肿大	同侧腋窝淋巴结转移，腋窝淋巴结常肿大

165. 乳腺纤维腺瘤应与哪些乳腺肿块相鉴别

本病应与乳管内乳头状瘤、乳腺增生症、乳腺肉瘤和乳房脂肪瘤进行鉴别(表3)。

表3 乳腺纤维腺瘤鉴别表

乳房疾病	发病年龄	肿块特点	疼痛感	乳头状况	淋巴结有无转移	肿块位置
乳腺纤维腺瘤	20～25岁青年女性多见	大多为单发,边界清楚,活动度好,无粘连,表面光滑,质地坚实,生长缓慢,肿块大小不一	无	乳头正常,无分泌物	无转移,腋淋巴结无肿大	好发于乳房外上象限
乳管内乳头状瘤	40～50岁女性多见	肿块为单个,边界清楚,用手推之可动,质地软,无粘连,有波动感	有压痛	乳头正常,但有血性分泌物溢出	无	多在乳头附近
乳腺增生症	多见于30岁以上未婚、未育、哺乳少的女性	多发性,结节边缘不清,呈条索状,大小不一,质韧而不硬,生长缓慢,无粘连,可活动,有自愈倾向	明显胀痛	有时可见棕褐色分泌物溢出	无	乳房内均可发生

续表

乳房疾病	发病年龄	肿块特点	疼痛感	乳头状况	淋巴结有无转移	肿块位置
乳腺肉瘤	20～40岁,多见于中年以上女性	单个发生,边界清楚,中等硬度似硬橡皮,与周围组织及皮肤易粘连,肿瘤迅速增大,短期内呈巨大包块,晚期可溃破,呈菜花状,活动度差	无	乳头正常,无分泌物	无	好发于乳房外上象限
乳房脂肪瘤	好发于40～59岁女性	一般为单发,圆形或不规则分叶状,边界清楚,质地软,可活动,生长缓慢	无	乳头正常,无分泌物	无	可位于乳房皮下或乳房深部

166. 乳腺纤维腺瘤与乳房巨大纤维腺瘤是一类疾病吗

　　乳腺纤维腺瘤与乳房巨大纤维腺瘤均为乳房良性肿瘤,当肿瘤在绝经期发展至相当大时,则称为乳房巨大纤维腺瘤。本病临床上并不罕见,大多表现为无痛性肿瘤,严格地说,乳房纤维腺瘤有其临床表现和生物学的特点:瘤体大,生长迅速,表面质硬不均,高低不平,瘤体切面呈分叶状,间质纤维成分增生性变化,似分叶状囊肉瘤。但巨大纤维腺瘤多见于青春期少女,其瘤体虽大,但组织病理检查时除切面分叶状裂隙较大较显著、构成肿瘤的纤维间质显著等特点外,巨大纤维腺瘤的基本组织结构与纤维腺瘤相似,瘤体内含黏液成分较少,不发生浸润和转移,切除后一般不复发,预后较好。但部分患者可转为恶性,称恶性分叶囊肉瘤,癌变率可高达 8%～10%。乳房巨大纤维腺瘤与纤维腺瘤的主要区别为:前者瘤体巨大呈分叶状,组织结构为管内型纤维腺瘤样,受挤压的扩张导管呈巨大的裂隙状。

167. 乳腺纤维腺瘤如何治疗

目前,中医治疗尚无使乳腺纤维腺瘤消散的有效治疗方法,一般多主张手术治疗。

(1)中药治疗:治疗原则是舒肝解郁,化痰散结。方选逍遥散去生姜、薄荷加减。柴胡、当归、赤芍、白术、广郁金各 12 克,全瓜蒌 20 克,制半夏、青皮、陈皮、毛慈姑、大贝母、莪术各 12 克,白花蛇舌草 20 克。兼有肝火旺者,加香附、夏枯草、橘叶、栀子各 10 克。用法:水煎服,每日 1 剂,日服 2 次。中成药:小金胶囊,每服 3 片,每日 2 次。中药外用:山慈姑、生半夏、大贝母、生南星各 10 克、僵蚕、白芷、细辛、生川乌、生草乌各 3 克,白蔹、樟脑各 10 克。共研为细末,用黄酒、鸡蛋清调敷患处,每日 1 次。

(2)雄激素治疗:月经停止后 1 周开始,口服甲睾酮 10～15 毫克,每日 3 次,于下次月经开始前结束,治疗半年。注意防止月经紊乱。

(3)手术治疗:经保守治疗效果不明显,巨大乳房纤维腺瘤者,中老年妇女肿块有增大趋势者,宜手术切除为好。

168. 乳腺纤维腺瘤预后如何

乳腺纤维腺瘤属于良性肿瘤,除有高度增生伴间变者外,不应视为癌前病变。总的来说,肿瘤切除后可以获得治愈。少数患者在术后一段时间内于同侧或对侧乳房又长出同类的肿瘤。只有极个别患者可在原处复发。如有多次复发者,应提高警惕,应考虑乳房单纯切除,以免发生恶变。纤维腺瘤,特别是巨大纤维腺瘤内的上皮细胞增生活跃时,可有极少数癌变为小叶癌、管内癌或肉瘤,应引起医生、患者高度重视。

169. 乳头溢液是怎么回事

女性在产后或怀孕期乳腺会分泌乳汁,这是正常的生理现象。若乳腺非妊娠或哺乳期的不正常分泌,谓之溢液。乳头溢液是一种临床症状,往往提示乳房存在着某种病理变化。有乳头溢液症状者,占各类乳房疾病的5%左右,男女均可发生,男性患者占乳头溢液患者的1%左右。乳头溢液可以为血性、浆液性、浆血性、水样液、乳汁样,合并感染时,也可是脓性溢液。乳头溢液可以由多种疾病引起,因此我们认为乳头溢液是乳房疾病的早期迹象。

170. 乳头溢液是早期乳腺癌的表现吗

有些患者发现内衣经常有水渍,用手挤压乳头后流出水来,思想上异常紧张,认为乳头溢液是早期乳腺癌的表现,于是盲目地要求手术治疗,这种做法是不妥当的。实际上引起乳头溢液的病因繁多,虽然乳头溢液有乳腺癌的可能,但大多数还是良性疾病。据统计,乳腺癌伴有乳头溢液者并不多,占 1.3%～7%。以溢液为初发症状的乳腺癌尤为少见,在1%以下。如果在乳房中触及不到肿块,以乳头溢液为惟一症状的,乳腺癌的可能性不大,最多不超过5%。若双侧乳头均有溢液者,癌的可能性就更小了。另外,乳腺癌伴有溢液时,虽然各种性质的溢液都可以见到,但是以血性为最多。事实上,绝大多数乳腺癌患者均以乳房肿块为首发症状,有80%以上的患者都是自己发现后,到医院检查才确诊的。当然,乳房肿块并非乳腺癌的特有症状,乳头溢液也并非是乳腺癌的"专利"。因此,认为乳头溢液是早期乳腺癌的表现是不全面的,但高度的警觉却是必要的。

171. 乳头溢液的病因有哪些

乳头溢液发生的病因较复杂,种类繁多,一般可分为全身原因和局部原因两大类。

(1)全身病理变化导致乳头溢液者,多见于动脉硬化症、血友病、紫癜、甲状腺功能减退,以及垂体肿瘤等所致的内分泌紊乱、代偿性月经、行经前乳房充血等。

(2)乳头溢液的局部原因常见于乳腺增生、乳管扩张症、乳房外伤、炎症、乳腺的各种良性和恶性肿瘤,这类疾病均可累及较大的乳腺导管,而出现了溢液。另外,抗结核药物、口服避孕药物、安眠药及接受去势疗法(即去除卵巢作用)所引起的药物反应,使乳腺组织局部损伤或乳腺组织出现异常分泌,亦可导致乳头溢液。

172. 中医学认为乳头溢液的病因有哪些

中医学认为,凡产前或终止哺乳后出现乳头溢液者,皆可称为"乳泣"。一般认为乳泣的发生与足阳明胃经、足厥阴肝经关系极为密切。由于气血虚弱,气不摄乳致使乳液随化随溢,又因情志不畅,精神抑郁,肝郁化火,乳液为热所迫而外溢。归纳乳头溢液的病因有4个方面:①气血大虚,气不卫外,血不荣里而为妄泄。②胃气虚而不能敛摄津液。③未孕、产而乳液自出者谓之乳泣。④产妇劳役,乳液漏下,此阳气虚而厥也。上述的认识,对于乳汁溢出症的审因求治有着一定的临床价值。

173. 临床常见哪几种性质的乳头溢液

乳头溢液并非独立的疾患,而是乳腺疾患的重要症状之一(表4)。

表4　常见的乳头溢液

色泽性状	常见伴随症状	常见病因
似脱脂乳汁样	创伤样疼痛,多伴有月经紊乱诸症	乳房挤压伤,甲状腺功能减退,药物(抗结核药、口服避孕药、镇静药物),脑垂体腺瘤
脓性液样	急性炎症表现,如红、肿、热、痛等	急性乳腺炎、乳腺脓肿、哺乳期所致的慢性乳腺炎、乳腺导管扩张症和乳腺导管炎
黏稠液如胶水样	一般无症状;乳房红、肿、热、痛、瘙痒,可见于导管扩张症	多见于更年期或卵巢功能低下的青年女性,亦可见于乳腺导管扩张症

续表

色泽性状	常见伴随症状	常见病因
浆液性液浅黄或棕色,较稀薄	有或无乳腺结节、肿块	乳管内乳头状瘤、乳腺囊性增生症、乳腺导管扩张症、乳腺癌
浆血性液棕色,尚稀薄	同上	乳腺癌、乳腺囊性增生症、乳管内乳头状瘤、乳腺导管扩张症;偶见于巨纤维腺瘤、乳痛症
血性液暗红或为鲜红	同上	同上
水样液无色,稀薄淡如水	可扪及乳房肿块	乳腺囊性增生症,乳管内乳头状瘤,乳腺癌

174. 乳头流出血性液体或浆血性液体是不祥之兆吗

在各种溢液中,最容易使患者惊慌的是乳头流出血性液体,出现这种溢液的癌发生率随年龄增长而增加,在青年女性中为5%以下,50岁以上的女性高达64%,故在40岁以上的患者应多考虑乳腺癌的可能性,需引起警惕,及时检查确诊,以便治疗。临床医师一般对血性或浆血性溢液比较重视,认为有恶性肿瘤的可能,对非血性溢液往往忽视。其实,绝大多数血性溢液是由于导管内乳头状瘤所引起的,而非血性溢液并不能除外乳腺癌的危险性。乳头血性溢液或非血性溢液,虽不能作为区别乳房良性、恶性疾患的依据,但男性患者乳房有肿块并伴有乳头血性液或浆血性液者,则应想到乳腺癌的可能。值得注意的是,乳腺癌伴有溢液时,虽然各种性质的溢液均可以见到,但还是以血性、浆血性液为最多见。所以,对于各种溢液特别是血性或浆血性溢液不要掉以轻心,以及时就诊方为上策。

175. 乳头流出血性液体应考虑哪些疾病

乳头血性溢液多见于乳腺癌、乳房囊性增生症、乳管内乳头状瘤等疾病。

(1)乳腺癌:乳头有溢液时,以血性、浆血性多见。血性乳头溢液亦可发生在乳腺管内乳头状瘤。

(2)乳房囊性增生症:常在乳房两侧有多个大小不一呈中等硬度的结节,囊肿大者,质地较软,可有波动感,患者常感有乳房疼痛,在经前加重,经后缓解。有时按压肿块部,自乳腺的一个或多个乳管口处有血性或浆液血性液体流出。

(3)乳管内乳头状瘤:常呈单个或多个存在,多发生在近乳头的扩张的乳管内,或生长在乳头附近与乳管相通。乳头状瘤体积小,有蒂,壁薄血管丰富。其主要症状为自乳头流出血性液体,无疼痛感觉,有时可在乳头附近摸到小的圆形肿块,质软,可推动,轻压此肿块,即自乳头排出血性液体。

176. 中医学如何解释乳头溢血

中医学将乳头溢血谓之"乳衄",认为其发病与郁怒伤肝、思虑伤脾、肝脾损伤及血失脾统关系密切。由于情怀郁压,肝气不达,郁而化火,火扰于中,肝脏受损,藏血无权,血热妄行,旁走横溢,发生乳衄。若思虑伤脾,统血无权,血流胃经,溢于乳窍,也可形成本病。《疡医大全·乳衄门主论》记载:"乳血乃忧思过度,肝脾受伤,肝不藏血,脾不统血,肝火亢盛,血失统藏,血失统藏,所以成衄也。"可见,中医学对乳头溢血早已有认识。

177. 乳头溢液该做哪些检查

首先要仔细了解患者生育、哺乳、月经、健康状况、服药情况等,同时要询问乳头溢液的病程、色泽性状、溢液量等。此外,还需了解乳头溢液是单侧还是双侧,是阵发性还是持续性,是自发性溢液还是挤压后溢液。具体检查方法:让患者正坐位,检查者用手将患者乳房轻轻地托起,另一手手指沿患侧乳头根部或乳晕部做顺时针方向依次挤压。一则触诊乳房有无肿块,了解肿块性状;再则观察乳管口溢液情况,溢液的乳管口是单管还是多管,溢液流自哪个管口,同时还需观察乳头溢液的性质及量。在挤压观察乳管溢液的同时,应收集最初溢出的液体做涂片检查。如溢液量较多者,可收集于小试管中,离心后沉淀,做涂片细胞学检查。如发现乳头溢液的患者乳房有肿块,可做乳腺 B 超检查,了解肿物性质。必要时可做钼钯检查或乳腺 MRI 检查。当然,针吸细胞学检查对于明确诊断具有重要意义。特别需要指出的是,纤维乳管镜检查可以明确溢液来源,发现肿物,取病理,并可在导引下切除病患,能起到事半功倍的作用。

178. 乳头溢液在镜下的细胞形态是什么样

由于乳头溢液是多种乳房疾病的临床症状,不同乳房疾病所致的溢液,在镜下的细胞形态便各有特点(表5)。

表5　乳头溢液的镜下细胞形态

乳房疾病	镜下细胞形态
乳腺癌	癌细胞多成团成片出现,具有恶性特征
乳腺囊性增生症	有核细胞不多,仅见少量散在的泡沫细胞及静止期导管上皮细胞
乳腺脓肿	可见大量坏死的分叶核粒细胞、吞噬细胞及坏死组织
乳腺导管炎	有少量分叶核粒细胞,并有少量散在的淋巴细胞及大量退化变性的分泌期腺上皮细胞,泡沫细胞,且易成堆聚集,吞噬细胞易见
乳管内乳头状瘤	除见到较多的泡沫细胞或退化变性的腺上皮细胞外,主要可见成团的瘤细胞,瘤细胞大小不一,彼此分界不清楚,细胞核大小各异,核圆形或卵圆形,核形尚规则,核染色质粗糙,紫红色,核膜清楚,核仁不明显。胞浆嗜碱性,蓝色。在一团瘤细胞中,有的胞浆着深蓝色不透明,有的蓝色透明,这种瘤细胞由于体积大、比重轻,故常集中在溢液涂片膜的顶端
全身疾病、内分泌功能紊乱、药物反应所致的乳头溢液	其涂片镜下可见数量不等的单个散在或成片的泡沫细胞及分泌期腺上皮细胞,偶可见少量静止期腺上皮细胞
急性乳腺炎	大量脓细胞和其他炎性细胞,可见少量肿胀变性的上皮细胞

179. 中医学如何辨证治疗乳头溢液

乳头溢液在临证中以气血两虚、肝经郁热、脾不统血

3 型多见。

(1)气血两虚型

主证:素体虚弱,面色少华,头晕心悸,肢麻畏寒,月经量少、色淡,乳头溢液色清稀而量多,身疲乏力,不思饮食,舌淡,脉细弱。

治则:益气补血,佐以固摄。

方药:八珍汤加味。党参 20 克,白术 15 克,茯苓 15 克,甘草 6 克,当归 10 克,白芍 15 克,生地黄 20 克,川芎 15 克,桂枝 6 克,黄芪 20 克,五味子 10 克,芡实 10 克,牡蛎、枣仁各 30 克。

用法:水煎,每日 1 剂,日服 2 次。

(2)肝经郁热型

主证:乳房胀痛,伴乳头溢液,量多不止,心烦不寐,易怒烦躁或精神压抑,郁闷欲哭,舌质略红,薄黄苔,脉弦。

治则:舒肝解郁,佐以清热。

方药:丹栀逍遥散加减。柴胡、白芍、当归、白术、茯苓各 15 克,牡丹皮、栀子、香附、蒲公英、五味子各 10 克。

用法:水煎,每日 1 剂,日服 2 次。

(3)脾不统血型

主证:乳头流出淡红色或黄色液体,乳晕部可摸到肿块,压痛不显,平时多思善愁,面色无华,神疲乏力,心悸少寐,大便溏薄,舌淡,脉细。

治则:健脾养心,益气止血。

方药:归脾汤加减。党参 20 克,炒白术 15 克,炙黄芪

20 克,当归、炙远志、茯苓、茯神、藕节炭、广木香各 10 克,炒枣仁 15 克,龙眼肉 10 克,大枣 5 克。

用法:水煎,每日 1 剂,日服 2 次。

180. 如何治疗乳头溢液

乳头溢液的病因比较复杂,因此必须通过各种检查方法,寻找病因,明确诊断,才能制订行之有效的治疗方案。若不能够十分准确地确定其发病原因,在治疗上需十分谨慎,不宜草率地采取手术或药物治疗,除了做定期细胞学检查外,可继续观察半年或一年左右。如系单管溢液而又未见肿瘤,可做乳房局部导管区段切除。由乳腺炎引起的溢液,应用抗感染等处理即可治愈。若为乳腺癌所致的溢液,则以手术治疗为宜。

181. 为什么初产妇最易患急性乳腺炎

初产妇最易患急性乳腺炎,其发病率比经产妇要高,约为 2.4∶1。若治疗不当,病程可迁延很久,甚至可并发全身化脓性感染。初产妇易患本病的主要原因为:

(1)初产妇第一次哺乳时,乳头皮肤抵抗力较弱,容易因婴儿的吸吮造成组织损伤,给细菌的侵入打开了通道。在乳头损伤的基础上,因哺乳疼痛而影响产妇正常哺乳,使乳汁更易瘀积,瘀积乳汁的分解产物是细菌的良好培养基,细菌容易在此处繁殖而发病。

(2)初产妇的乳腺管容易造成乳汁瘀积,影响分泌,故通畅程度较经产妇为差,由此易引起急性乳腺炎。

(3)初产妇的情绪不调,易波动,生理上的变化及生活上的不适应,也会影响乳汁的分泌与排出而导致本病。

182. 西医学对急性乳腺炎的发病是如何认识的

急性乳腺炎是外科女性患者中较为常见的化脓性疾患,约90%为产后哺乳期妇女,特别是初产妇更为多见。本病多发生在产后第2～4周内,个别见于产后1年以上。其主要发病原理是产后机体抵抗力下降,容易使病菌侵入、生长和繁殖。由于引起急性乳腺炎的病因不同,故把其分为化脓性乳腺炎和淤积性乳腺炎。

(1)急性化脓性乳腺炎的病因:①由于乳头皲裂或乳头外伤或乳头擦伤,病原菌经破损处乘虚而入,然后沿着淋巴道蔓延至乳腺的腺叶间和腺小叶间的脂肪、纤维等组织内引起急性炎症。②当婴儿有含着乳头睡眠的不良习惯及哺乳方法不当,会使细菌经乳头的输乳管侵入,可引起病原菌逆行感染而致本病发生。

(2)淤积性乳腺炎的病因:①由于乳头内陷或乳头过小,哺乳时无法将乳腺内的乳汁吸净,造成乳汁淤积。②因乳房外伤或乳腺结构不良,或导管堵塞,或排乳不畅,出现乳汁滞留。③有些产妇乳汁过多,乳汁吸不尽,致使乳汁在腺叶中积滞。以上情况,一旦遇到金黄色葡萄球菌或链球菌等化脓性细菌感染,则积存的乳汁是细菌生长的良好培养基,有利于细菌的生长和繁殖,引起急性乳腺炎。

183. 中医学对急性乳腺炎的发病是如何认识的

急性乳腺炎,中医称之为乳痈。本病的发生多由于情志内伤,肝气不舒,产后饮食厚味,胃中积热,引起肝胃不和。根据经脉循行分布,乳头属足厥阴肝经,主疏泄条达,调节乳汁分泌;乳房属足阳明胃经;乳汁为气血所化,源出于胃,实为水谷之精华。若肝气不舒,厥阴之气不行而失于疏泄,胃热壅滞,与阳明之热蕴结,以致经络阻塞,气血瘀滞而发为乳痈。此外,乳头破损,乳头畸形和内陷;或不良哺乳习惯,断乳不良;或小儿口中热毒之气;或因毒邪外袭,均可导致乳汁瘀积,经络不通,乳头阻塞,排乳不畅,败乳蓄积,化热成乳痈。总而言之,乳痈多由肝经滞气,阳明之热,相互郁结,致使经络阻塞,营气不通而发生。

184. 急性乳腺炎的临床表现有哪些

急性乳腺炎患者多以乳房胀痛开始,接着在乳房的外下象限、乳晕下或乳房后等处出现有明显压痛的肿块。乳房显著肿胀、疼痛,皮肤渐红,局部皮温升高。若治疗不及时,患者可出现高热、寒战、脉搏加快,同侧淋巴结肿大,白细胞增高等全身症状。乳房内有压痛的肿块常在短时间内软化,形成脓肿,浅表的脓肿常可穿破皮肤形成溃疡。若穿破输乳管,可自乳头排出脓性液体。较深部的脓肿,可穿向乳房和胸大肌间的脂肪垫中,形成乳房后脓肿。脓肿病灶多为单发性,亦有多发者。

185. 急性乳腺炎与晚期乳腺癌如何鉴别

晚期乳腺癌,皮下淋巴管被癌组织破坏,淋巴回流障碍,造成皮肤水肿。癌组织将近破溃阶段其乳房皮肤也有红肿表现,容易误诊为炎症感染的急性乳腺炎。其主要区别如下:①急性乳腺炎病程较短,且多发生在产后,全身症状明显。②乳腺癌晚期皮肤多有粘连,可见乳头回缩或偏斜,皮肤出现橘皮样改变或酒窝征或卫星结节,这些表现急性乳腺炎均不具备,是与其区别要点。③活体组织检查或穿刺针吸细胞学检查很易区别。

186. 急性乳腺炎与炎性乳腺癌如何鉴别

炎性乳腺癌可发生在产后期或妊娠期,其病灶表面皮肤亦可有潮红、发热、水肿、疼痛,白细胞总数增加,腋下淋巴结肿大等,与急性乳腺炎症状极为相似,二者的主要鉴别点在于:①察看皮肤病变的范围。炎性乳腺癌皮肤病变广泛,往往累及乳腺的1/3或2/3以上。颜色为一种特别的暗红色或紫红色,不像急性乳腺炎那样鲜红,肿胀的皮肤有一种韧性感,而非一般性凹陷水肿。乳腺癌有时皮肤呈"橘皮样"改变。②触腋下淋巴结。炎性乳腺癌淋巴结转移使肿大的淋巴结硬度增加;乳腺炎时肿大的淋巴结质软,表面光滑,活动度好。③体温变化。炎性乳腺癌的体温升高、白细胞数增加,都不如急性乳腺炎那样明显。

187. 怎样运用中医内治法治疗急性乳腺炎

（1）急性乳腺炎初起阶段

主证：乳房肿胀疼痛，皮肤微红或不明显，肿块或有或无，乳汁分泌不畅，伴有恶寒发热，头痛，胸闷不适，舌苔薄黄或黄腻，脉象弦数。

治则：疏肝清热，通乳消肿。

方药：瓜蒌牛蒡汤加减。瓜蒌、牛蒡子、天花粉、黄芩、陈皮、栀子各 12 克，金银花 6 克，柴胡 10 克，甘草 6 克，连翘 15 克。通乳，加穿山甲、王不留行、木通；气郁，加橘叶、川楝子；恶露未尽，加当归尾、益母草、川芎各 12 克；热重，加石膏 25 克，黄芩 15 克；肿痛者，加乳香、没药、赤芍各 10 克；回乳，加焦山楂、焦麦芽。

用法：水煎，每日 1 剂，日服 2 次。

（2）急性乳腺炎成脓阶段

主证：乳房肿块逐渐增大，皮色鲜红，疼痛加重，壮热不退，口渴喜饮，已有化脓趋势。若壮热、疼痛不见减轻，硬块中央变软，有波动感，是成脓阶段。位于乳房深部的乳痈，常需穿刺确诊。若脓液穿入乳管，有时脓液可从乳窍中流出。舌苔黄，脉弦数。

治则：清热解毒，托里透脓。

方药：透脓散加味。当归、生黄芪、炮穿山甲各 15 克，川芎、皂角刺、野菊花、黄芩、蒲公英、金银花各 12 克，生甘草 6 克。

用法：水煎，每日 1 剂，日服 2 次。

（3）急性乳腺炎溃后阶段

主证：乳房破溃出脓后，一般热退，肿消痛减，逐渐愈合，若溃破后，脓出不畅，肿痛不减，身热不退，属脓液波及其他乳络，而成"传囊"之变。亦有破溃后，乳汁从疮口溢出，形成乳漏，愈合较慢。舌淡，脉细。

治则：排脓托毒。

方药：四妙勇安汤加味。炙黄芪 20 克，当归 10 克，金银花 15 克，炙甘草 6 克，蒲公英、野菊花各 15 克。若溃后身热不退，肿痛不减，为余毒未尽，可参用初起、成脓期治法。

用法：水煎，每日 1 剂，日服 2 次。

188. 如何外治急性乳腺炎

（1）急性乳腺炎初起阶段

外敷药：用金黄膏、玉露膏，隔日换药 1 次。也可用 50%芒硝溶液湿敷，每日 3～4 次。

针灸：一组取穴为肩井、膻中、足三里强刺激，留针 15 分钟，每日 1 次，发热加曲池穴。亦可取主穴肩井、列缺、委中，配穴取膈俞、血海。局部红肿热痛明显，加足三里穴。用针刺泻法，留针 15～30 分钟，5 分钟捻针 1 次。

乳房按摩：先在患侧乳房涂上少许润滑油，用五指由乳房四周轻轻向乳头方向按摩，但不宜用力挤压或旋转按压，而应沿着乳络方向施以正压，把瘀滞的乳汁逐步推出。在按摩的同时可以轻揪乳头数次，以扩张乳头部的乳络，使淤滞乳汁得以疏通。若在按摩前先做热敷，其效果更佳。

(2)急性乳腺炎成脓阶段:乳房脓肿阶段宜切开引流,应循乳络方向做放射状切口,以免损伤乳络、乳晕、乳头。乳房脓肿小而浅者,可用针管穿刺抽脓后,外敷金黄膏或金黄散。乳房脓肿亦可用火针放脓,一般用三棱针烧红,在波动感明显,距乳晕较远的低垂部位刺入脓腔,稍加转动,将针拔出,疮口内插入提毒祛腐药捻。

(3)急性乳腺炎溃后阶段:用八二丹或九一丹提脓拔毒,并用药线引流,待脓已净,可用生肌散收口,以玉红膏纱布盖贴。若手术切开创口流血时,可用红油膏纱布塞入脓腔,待 1～2 天后,出血已止,则改用提脓拔毒药加药线引流。若有袋脓现象,可在脓腔下垂处用垫棉法加压,或采用对口引流法,使脓液不致潴留。

189. 治疗急性乳腺炎的验方有哪些

用于急性乳腺炎的验方有:

(1)以适量水与鲜菊花、鲜蒲公英各 30 克捣汁调敷患处,也可用仙人掌 30 克,去刺捣烂外敷。

(2)熟牛蒡子 15 克,青皮 15 克,蒲公英 30 克,水煎服,每日 1 剂。

(3)露蜂房 30 克,生甘草 15 克,水煎服,每日 1 剂。

(4)赤芍 30 克,生甘草 30 克,水煎服,每日 1 剂。

(5)鹿角粉 10 克,以陈黄酒送服,服后覆被待汗。宜用于本病早期。

(6)蒲公英 60 克,水煎服,每日 1 剂。

(7)先用葱 150 克煎汤,热敷患处,然后再用金黄膏或玉露膏适量涂敷于局部,包扎,每日 1 次。

190. 得了急性乳腺炎如何自我调摄

急性乳腺炎初期（未成脓期），患者可用冰袋局部冷敷，注意勿冻伤皮肤，持续 3～4 小时后，去掉冰袋，待皮肤复温后再重复冷敷，至乳房炎性肿块压痛消失为止。乳房疼痛时，用三角巾或胸罩托起患乳，脓未成可减少行动牵痛。破溃后应使脓液畅流，防止脓液引流不畅，形成袋脓。当乳房感染后，应停止哺乳。为了防止乳液郁积，可用吸奶器吸出，或用手按摩，不可旋转挤压或用力挤压。亦可令成人吸去郁奶弃之，热敷后再按摩效果更好。注意乳房清洁，勤换内衣，保持心情愉快，饮食宜清淡，忌辛辣。积极配合医生治疗，促进疾病尽早痊愈。

191. 急性乳腺炎的预后怎样

一般来说，急性乳腺炎的预后较好。关键在于早期发现，早期治疗，"以消为贵"。消散痊愈的时间及病程长短，与求治是否及时成正比。急性乳腺炎治疗后如果排乳通畅，肿痛减轻，发热渐退，就有消散希望；否则便易化脓，易引起乳漏，迁延时日，徒增痛苦。若溃后驱邪正复，其愈不难，即使形成乳漏，只要治疗恰当，也可获得痊愈。

192. 如何预防急性乳腺炎

预防急性乳腺炎，关键在于避免乳汁淤积，同时防止乳头损伤，保持乳房卫生。具体预防措施有：

（1）妊娠后期，常备温水或用 75％ 酒精经常擦洗乳房、乳头，尤其是初产的孕妇要养成习惯，以坚强其皮肤。

（2）孕妇乳头内陷者，可经常试用挤捏提拉矫正，或用一枚大小合适的核桃劈成两半，去尽肉，将边缘磨光，分别扣在两个乳头上，再用绷带绷紧（勿用力，以免使乳头缺血坏死），使乳头绽露。

（3）产后可用橘核 30 克，水煎服，一般 2～3 剂，可预防乳汁淤滞和急性乳腺炎的发生。

（4）养成定时哺乳习惯，注意乳头清洁，每次哺乳应将乳汁吸空，如有淤积，可用热毛巾热敷，或用吸奶器帮助排出乳汁，哺乳后应及时清洗乳头。

（5）产妇乳汁过多，哺乳后尚未排尽时，可用吸奶器或用手挤压按摩，使乳汁排尽，防止淤积。

（6）如有乳头破损或皲裂，可用香油、蛋黄油外涂，及时处理。

（7）断奶时应先减少哺乳次数，然后再行断奶。断奶前用炒麦芽、山楂各 60 克，或生枇杷叶 15 克煎汤代茶饮；如乳房结块胀痛，可用皮硝外敷，以促其消散。

193. 何谓浆细胞性乳腺炎

本病由于乳腺管上皮不规则增生，分泌功能失常，乳头和乳晕下乳管内有大量含脂质的分泌物积聚，导致乳管扩张，以后乳管内积聚物分解，其分解化学性产物不断地刺激乳管周围组织，引起炎症浸润及纤维组织增生。此时，如病变进一步扩展，累及一部分乳腺形成炎性肿块。有时炎症呈急性发作则成脓肿，脓液中常夹有粉渣样物，并在乳头亦有粉渣样物排出，故又名为"粉渣样乳腺炎"。又因在坏死组织周围有大量嗜酸性粒细胞、浆细胞和淋巴细胞弥漫性浸润,尤以浆细胞为多,故称为浆细胞性乳腺炎,或称为"闭塞型乳腺炎"、"非哺乳期乳腺炎"、"慢性乳腺炎"、"乳腺扩张症"。本病的特点复杂多变,因此临床上有多种不同命名。

194. 浆细胞性乳腺炎的临床表现有哪些

浆细胞性乳腺炎多发生于青春期后任何年龄的女性,均在非哺乳期发病,大多数患者有乳头内陷。本病起病突然,发展迅速。患者常感觉乳房局部疼痛不适,并出现肿块,位于乳晕下或向某一象限伸展。肿块质较硬韧,表面呈结节样,与胸壁无粘连。部分患者乳房皮肤水肿,呈橘皮样改变,一般无发热等全身症状。乳头常有粉渣样物泌出,有臭味,少数患者伴乳头溢液,为血性或水样。患侧腋下淋巴结常肿大。后期肿块软化,形成脓肿,破溃后流出脓汁,混有粉渣样物排出,并造成乳晕部瘘管,以致创口反复发作,患部逐渐形成瘢痕,使乳头更形凹陷,局部组织坚硬不平。浆细胞性乳腺炎临床表现多样,有的患者以长期乳头溢液或乳头凹陷为惟一症状;亦有的患者一直以乳房肿块为主诉,且持续增大,持续时间为3～5年或更长。

195. 浆细胞性乳腺炎与急性乳腺炎是一回事吗

浆细胞性乳腺炎与急性乳腺炎虽然同属乳腺炎症病变,但实质上是有区别的,严格说,这两种乳房病不是一回事。浆细胞性乳腺炎的病变复杂多变,脓液中常夹有粉渣样物,平时在乳头内有粉渣样带臭味的分泌物,其炎症肿块常发生于乳晕部,并大多伴有先天性乳头凹陷内缩。在坏死组织周围,除了有大量嗜酸性粒细胞、淋巴细胞弥漫浸润之外,浆细胞浸润为最多。本病多发于非哺乳期的妇女。而急性乳腺炎则病程短,全身症状明显,白细胞总数显著增高,其炎症肿块常发生于乳房的外下象限、乳晕下或乳房后深处。本病多见于产后哺乳妇女,尤以初产妇为最多。

196. 浆细胞性乳腺炎需与哪些乳房疾病鉴别

浆细胞性乳腺炎应与乳腺癌、乳腺叶状囊肉瘤、乳晕部痈、疖及乳房部瘘管进行鉴别。急性期浆细胞性乳腺炎很像炎性乳腺癌。

(1)炎性乳腺癌多发生于妇女妊娠及哺乳期,乳房迅速增大,发热,皮肤呈暗红色或紫红色,没有明显的肿块可以触及,转移迅速广泛,患者常在数月内死亡。本病亚急性期及后期极似硬癌,但钼钯 X 线乳腺摄片及溃破后分泌物为脓性而非血水样,有助于鉴别。浆细胞性乳腺炎在急性期,由于局部的红、肿、热、痛,常易误诊为一般乳晕部痈、疖。根据其反复发作及非哺乳期或怀孕期患病的病史,素有乳头凹陷等特点,有利于和一般乳痈、乳疖相鉴别。如在切开排脓时,发现脓液中有粉渣样物质排出,即可诊断为浆细胞性乳腺炎。

(2)乳腺叶状囊肉瘤是由结缔组织及上皮成分构成

的境界清楚、具有分叶结构的肿瘤。表现为乳房肿块,但不会有破溃及脓液排出,此可作为鉴别。

(3)乳房结核、乳房坏疽和乳房蜂窝织炎在溃破后形成乳房部瘘管时,亦易与浆细胞性乳腺炎相混淆。但根据病变在乳房创口与乳头孔不相通,并无乳头内陷的特点,可容易鉴别。

197. 根据浆细胞性乳腺炎的不同阶段怎样采用外治法

浆细胞性乳腺炎初起未溃时,可用金黄膏外敷,隔日换药1次。已经成脓时,则宜在局麻下行切开排脓手术,切口要适当,术后用八二丹、药线引流,红油膏纱布盖贴。若已形成瘘管时,需待急性炎症控制后,施行挂线疗法或切开疗法。瘘管切开后,换药要得法,勿使桥形愈合,让创口从基底部长起,避免出现新的瘘管。挂线疗法适用于较深的瘘管;切开疗法适用于较浅的瘘管。

管道在挂线或切开治疗后,须每日换药。在头2～3天内,创口内可撒以五五丹或祛腐散,并以药棉嵌塞,腐蚀管壁,外盖红油膏纱布,以后改用八二丹提脓祛腐,待腐脱新生时,换用生肌散收口。

198. 乳房结核的发病情况如何

乳房结核是由结核杆菌引起的乳房慢性特异性感染,据国内资料统计,约占所有乳房疾病的1%,目前临床比较少见。本病多发生在20～40岁女性,多数已婚,并曾生育,以年龄较轻者多见,在妊娠及哺乳期发病率亦较高,男性病例极少见。但据国外资料报道,乳房结核并不少见,南非和印度等地区,约占乳腺疾病的 4.5%。欧美地区介于 0.5%~1.04%。

199. 中医学如何认识乳房结核

乳房结核是乳房结核性疾病,因其病变后期常有虚痨现象,故名乳痨。溃后脓液稀薄如痰,所以又名乳痰。本病多由素体肺肾阴虚,或先患肺痨、肾痨,或先患瘰疬、腋痰,尔后继发乳痰。在阴虚体质的前提下,常有肝郁气滞,脾失健运的诱因。肝郁气滞,日久化火,所谓"气有余便是火",肝郁化火,耗损阴液,其火愈炽,则炼液成痰,痰凝气郁,郁久而成乳中结核;或因体质素虚,肺肾阴亏,阴虚火旺,火灼津为痰,痰火凝结成核;或脾虚生痰,结于肠间而成癥积(包括肠结核),有的结于乳络而成乳痰。女子乳房属胃,脾与胃以膜相连,大肠与胃同属阳明,同气相求,乃有时癥积亦能继发乳痰。总之,足厥阴肝经与手足阳明经的经气失和,对于乳痰的形成,有着重要关系。可见乳痰的病因病机是较为复杂的。

200. 乳房结核的感染途径有哪些

乳房结核的感染途径有原发和继发之分。原发性乳房结核极为少见。临床多为继发性,感染途径有:

(1)血行感染:原发病灶多在肺、淋巴结等处。

(2)乳房临近组织器官:如肋骨、胸骨、胸膜、胸腔脏器、肩关节等处的结核灶直接蔓延侵及乳腺。

(3)来自淋巴系统感染:乳腺的淋巴系统可至腋下、

颈部、胸骨区、锁骨上、锁骨下、纵隔等处,当其淋巴系统的淋巴结感染结核菌而受累后,淋巴液输布不畅,淋巴结的输入管变为输出管,含结核菌的淋巴液通过淋巴系统逆行播散至乳房。结核菌已有可能经乳头沿输乳管侵入乳腺,或经乳房皮肤破损处累及乳腺。

201. 乳房结核如何分期

(1)初期:即病变早期,主要侵犯腺体组织,乳房内有局限性结核结节,推之活动,质硬不坚,皮色不变,触痛不明显,与周围组织分界不清,以后逐渐与皮肤粘连。病理上属结节型。

(2)中期:由单个结节扩散或邻近多个结节融合,肿块缓慢增大,皮色微红,逐渐软化而成干酪样液化肿块。乳腺组织及腺叶外组织破坏较严重,常形成寒性脓肿,患侧腋淋巴结肿大。溃破后形成溃疡或窦道。病理上属融合型。

(3)晚期:脓肿溃破后可有豆渣样物和稀薄脓液排出,疮口腐肉不脱,经久不愈,形成潜行疮口或慢性窦道。病变可侵及淋巴及 Cooper 韧带,导致皮肤橘皮样改变,或出现"酒窝征",使乳头内陷,酷似癌症。病理上属硬化型。

202. 乳房结核有哪些临床表现

乳房结核很少有结核病变的全身症状,主要表现为乳房肿块,多位于外上象限,以一侧者居多,双侧性少见。初起时多为孤立结节,边界不清,病程长,发展缓慢,逐渐形成 1 至数个肿块,触痛不明显。由于纤维组织增生,肿块质硬韧,病灶向皮肤和周围扩散,而引起皮肤粘连。数月后,肿块软化,出现寒性脓肿。溃破后可发生溃疡和经久不愈的溢液,并排出

混有豆渣样物的稀薄脓液,可形成单个或多个窦道。某些硬化型乳房结核,多见于老年人。病灶区纤维组织过度增生,引起乳房皮肤硬化,则造成乳房变形,乳头内陷,可与乳腺癌混淆。多数有患侧淋巴结肿大。

203. 乳房结核的诊断依据有哪些

乳房结核常表现为乳房慢性感染,反复发作,经久不愈,尤其出现寒性脓肿、溃疡及窦道形成后,诊断多无困难。若以肿块为主者,容易误诊,必须与乳腺增生症、外伤性脂肪坏死、乳房肿瘤,尤其是与乳腺癌相鉴别。此外,要掌握乳房结核的临床特点。

(1)患者多年轻,以 40 岁以下者的居多。

(2)有结核病史,有时伴有其他部位活动性结核。

(3)局部表现为发红、溃破或窦道形成,部分触诊有囊性感。

(4)肿块时大时小,抗结核治疗有效。

(5)穿刺物为液化或干酪样物时,抗酸染色可发现结核杆菌。

以上几点是诊断乳房结核的有利依据。

204. 乳房结核与乳腺癌的鉴别要点是什么

乳房结核与乳腺癌的鉴别要点如下。

（1）硬化型乳房结核虽然也有乳头内陷、肿块、皮肤粘连、无痛等与乳腺癌很相似的临床表现，但是乳房结核的易发病年龄比乳腺癌的易发病年龄要小 10～20 岁。

（2）乳房结核窦道流出物涂片做抗酸染色可查到结核杆菌。

（3）乳房结核，皮肤一般无水肿和橘皮样改变。

（4）做病理组织学检查，如发现癌细胞或结核杆菌有助于明确诊断。

205. 什么是乳房脂肪坏死

乳房受外伤等损伤后，局部皮下脂肪组织会出现液化坏死，进而出现局部炎性反应和肉芽肿，并形成较为坚硬的纤维瘢痕组织，长期不退。由于坏死区常位于表浅部位，皮肤和乳房悬韧带常会受累，以致出现皮肤凹陷，形成"酒窝征"。这种情况与乳腺癌几乎无法区分，手术活检常是确诊的惟一手段。手术切除后此病即告痊愈。

206. 乳房结核与乳房脂肪坏死如何鉴别

（1）乳房脂肪坏死多见于肥胖的中老年妇女，一般可查到外伤史，受损处皮肤出现淤斑。

（2）乳房脂肪坏死的乳内肿块切面可见油囊，囊内可见液化的脂肪或咖啡色血性液体。

（3）乳房结核病变组织内可查到结核杆菌，病理组织切片可见到典型的结核结节；乳房脂肪坏死的病理组织中，不仅查不到结核杆菌也没有典型的干酪状坏死，更不会有典型的结核结节。

（4）乳房脂肪坏死不形成窦道及寒性脓肿。

207. 如何治疗乳房结核

乳房结核宜行抗结核药物与外科手术综合治疗，同时应加强营养、休息等全身支持治疗。

（1）常用抗结核药物：①链霉素 0.5 克，肌内注射，每日 2 次。②异烟肼 0.1 克，口服，每日 3 次。③也可用利福平、乙胺丁醇等。如其他部位无结核病灶，手术前后用药应从术前 2 周至术后 1 个月。

（2）具体治疗方法：①结节型。可行病灶切除，以清除干净为宜，止血彻底，局部以链霉素粉喷洒浸润，伤口缝合不放引流，略加压包扎。②融合型和硬化型。凡病变超过 1 个象限或乳房的 1/3 以上，行全乳房切除术。③有溃疡和窦道形成时。可在抗结核药物及抗生素应用的配合下，感染控制后，再施行全乳房切除术。

208. 中医学如何治疗乳房结核

中医根据乳房结核发病的不同阶段，采用不同的治疗方法，无疑对临床治疗有着一定的价值。

（1）乳房结核初起阶段：为肺肾阴虚，肝郁痰凝型。

主证：乳中 1 个或数个结块，大小不等，边界不清，硬而不坚，推之不动，皮色不变，不痛或微痛。舌苔薄白，脉象弦滑。

治则：疏肝解郁，滋阴化痰。

方药：开郁散合消疬丸加减。柴胡、当归、白芍、白术、茯苓、香附、郁金、白芥子各 15 克，炙甘草 6 克，玄参、煅牡蛎、川贝母各 15 克。

用法:水煎,每日 1 剂,日服 2 次。

外治:用阳和解凝膏掺桂射散敷贴。

(2)乳房结核成脓阶段:为正虚毒恋型。

主证:肿块渐大,皮肉相连,皮色不红或微黄,肿块变软,形成脓肿,常可波及胸胁、腋下。舌苔白或黄,脉象数。

治则:扶正托里透脓

方药:托里消毒散加味。党参、生黄芪各 20 克,当归、川芎、白芍、金银花、白术、茯苓、皂角刺、桔梗、香附、穿山甲各 10 克。

用法:水煎,每日 1 剂,日服 2 次。

外治:波动明显,宜切开排脓。

(3)乳房结核溃后阶段:为阴虚火旺型。

主证:脓肿破溃后,脓水清稀,形成 1 个或数个溃疡,腐肉不脱,疮口潜行或形成窦道,很难收口。伴有潮热盗汗,食欲减退,舌质红而少苔,脉象细数。

治则:养阴清热。

方药:六味地黄汤加减。生地黄、山茱萸、山药、牡丹皮、茯苓、泽泻、青蒿、鳖甲、银柴胡、地骨皮。

用法:水煎,每日 1 剂,日服 2 次。

外治:八二丹药线引流,红油膏盖贴,腐脱肉鲜,换用生肌散、生肌玉红膏。形成瘘管时,用白降丹或红升丹药掺条插入,脓尽后改用生肌散。

209. 治疗乳房结核的中成药有哪些

下面推荐几种治疗乳房结核的常用中成药。

（1）内服中成药：①小金丹每服1粒，日服2次，或小金片每服4片，日服2次。②芩部丹每服5片，日服2次。

（2）外用中成药：①阳和解凝膏或回阳玉龙膏外敷，2日换药1次。适用于乳房结核初期未溃者。②黄连油膏或红油膏盖贴，适用于溃后疮口有腐肉者。③生肌散或生肌玉红膏外用。适用于脓腐化净，新肌已生者。

210. 乳房湿疹的病因有哪些

乳房湿疹多发生在乳头及乳晕处，是皮肤的一种非特异性过敏性炎症，由复杂的内外激发因子引起的一种迟发型变异反应。本病男女都可发生，但以哺乳期的女性最为常见。其病因复杂，目前尚无定论，一般认为与机体过敏素质有密切关系。这些患者对某些物质具有高度的敏感性，每当接触到过敏物质时，即可引起湿疹。其致敏物质可来自体内也可来自体外。

（1）外在因素：如生活环境、气候条件（严寒、酷热）、日光紫外线照射，以及皮肤干燥、多汗、搔抓、摩擦、丝、各种动物皮毛、外用药物、某些肥皂、化妆品、染料及人造纤维等刺激，均可诱发湿疹。

（2）内在原因：慢性消化系统疾病及内分泌功能紊乱等内在的病灶、寄生虫、某些食物（如鱼、虾）、某些内服药物、失眠、精神紧张、劳累过度等，均可发生或加重乳房湿疹。

本病的发生主要是内因，即素质起作用。中医学认为，乳房湿疹的病因，是由于肝经湿热，风邪外袭肌肤而成；或情志内伤，影响肝脾，肝郁胃热，相互交结，湿热内生，凝结肝络之乳房而发病；或病久血虚，生风化燥，风燥郁结，肌肤失养而致；或内湿困脾，外湿侵肤所致。

211. 乳房湿疹的主要特征是什么

乳房湿疹多见于年轻女性，特别是哺乳期妇女，这可能与婴儿吸吮乳头等物理刺激有关。病变多为双侧性，亦可为单侧性。发生于乳头及乳晕处，特别是乳房下部，有时累及乳头周围皮肤，常常反复发作而转成慢性。

（1）急性乳房湿疹：表皮常出现密集粟粒大的小丘疹、疱疹或小水疱，基底潮红，瘙痒，搔抓后疱疹易破损而出现点状渗出及糜烂面，有较多浆液渗出，可伴有结痂、糜烂、脱屑等。

（2）亚急性乳房湿疹：多由急性乳房湿疹迁延而来。乳头、乳晕及其周围皮肤均可出现小丘疹、鳞屑和糜烂面结痂，皮损奇痒和有灼热感，夜间症状加重。

（3）慢性乳房湿疹：可由急性、亚急性湿疹反复发作、迁延而成。乳头、乳晕部皮肤增厚、粗糙，乳头皲裂，色素沉着，表面覆盖有鳞屑，伴有渗出液及阵发性瘙痒。乳房湿疹时，乳头无重度糜烂，乳头无变形，更不会因糜烂导致乳头消失。

212. 乳房湿疹与佩吉特病（湿疹样乳头癌）如何鉴别

乳房湿疹与湿疹样乳头癌有时不易区别，故在临床检查时,应注意鉴别。

(1)乳房湿疹在解除刺激因素后,往往会自愈;而湿疹样乳头癌很少有自愈倾向。

(2)湿疹样乳头癌的病理组织切片,可以查到派杰细胞(细胞呈圆形或椭圆形,大而透明,没有细胞间桥),在深部常常可以见到管内癌。因此,镜下所见是鉴别湿疹和湿疹样癌的重要手段。

213. 如何治疗乳房湿疹

乳房湿疹应采用综合治疗。要注意分析致病原因,积极寻找和除去可疑致病因素。尽量避免各种不良刺激,如致敏性或进食刺激性食物、剧烈搔抓、热水洗烫等。紧张、劳累、情绪变化、神经系统功能紊乱,往往和湿疹的发病有着紧密关系。能够修复神经功能障碍的药物,对湿疹有很好的疗效,如维生素 B_1、维生素 B_{12}、谷维素、氯氮䓬(利眠宁)等。

(1)皮肤损害广泛时:①可口服抗组胺类药物,如布克利嗪(安其敏)、氯苯那敏、糖皮质激素。②静脉注射葡萄糖酸钙、氯化钙等。③局部可用 3‰硼酸液、0.1‰利凡诺尔或 0.05‰黄连素液冷敷。

(2)亚急性及慢性:可外用地塞米松软膏、氧化锌、黑豆馏油软膏,或中药青黛膏。

(3)中医治疗:对急性乳房湿疹以湿、热重为主者,治宜清热泻火,凉血利湿,方用龙胆泻肝汤加减。中药有黄芩、龙胆草、生地黄、栀子、车前子、泽泻、柴胡、当归、茯苓、牛膝等。若风、湿、热兼有者,治宜凉血、祛风、清热、除湿,方用消风散加减。中药有苍术、苦参、木通、知母、生石膏(先煎)、防风、牛蒡子、蝉蜕、当归、生地黄、薄荷、白鲜皮等。

214. 乳房湿疹常用哪些外用药

乳房湿疹可选用以下几种外用药。

(1)炉甘石洗剂:适用于急性乳房湿疹阶段,有散热消炎、减少充血的作用。本药作用缓和,对皮肤无刺激性。

(2)马齿苋煎液:适用于疮面渗液、糜烂、丘疹水疱阶段。湿敷时,有干燥收敛作用。生地榆煎液,亦可选用。

(3)硼酸溶液或醋酸铅溶液:适用于糜烂渗出阶段,选用弱酸性防腐收敛药物湿敷,有抑制渗出、恢复上皮、促进角质形成的作用。

(4)黄柏煎液或 1:5000 高锰酸钾溶液:适用于有继发感染者,有清热解毒、消炎止痛的功效。

(5)氧化锌油或 30% 胡黄连油或黄柏油:适用于渗出液减少,有促进疮面愈合的作用。马铃薯或番茄捣碎外敷亦有效,可选用之。

(6)蛋黄油:适用于疮面干裂、刺痛者,有软化痂皮、止痛的作用。

(7)地塞米松软膏或氟氢可的松霜或黑豆馏油糊膏:适用于亚急性及慢性阶段。有软化疮面、干燥收敛、消炎止痒的作用。若有感染时,可在这些药物中加入抗生素药物,调匀外用。

215. 如何预防乳房湿疹

乳房湿疹的病因虽然比较复杂,但能够在平素生活中调摄得当,积极找出病因,乳房湿疹是可以预防的。①寻找病因,去除有关因素。②注意饮食,避免吃致敏性或刺激性食物,如鱼、虾、酒等。③哺乳期妇女要养成良好的哺乳习惯,注意婴儿的口腔卫生,勤换内衣,减少对乳头的物理刺激。④积极治疗体内的原发性病灶,如内分泌功能紊乱、消化道疾病等。⑤患者的素质对本病的发生起着主导作用,与体质强弱、遗传情况、工作和生活的影响有关。但素质不是一成不变的,若能加强锻炼,逐步增强身体的适应力,是可能改变素质状况的。

216. 什么是乳头皲裂

乳头和乳晕部位发生大小不等的皮肤裂伤,谓之乳头皲裂,即乳头破损,俗称乳癣,《疡科心得集》名为"奶头风",是以症状命名的一种乳疾。本病多发生于哺乳期妇女,初产妇最容易发生,是引起乳痈、乳头皲裂的重要原因之一。其特点是多发生在乳头、乳晕部位,皮肤破裂,喂奶时痛如刀割,常常愈后复发,部分患者停止哺乳后才能痊愈。

217. 乳头皲裂的病因有哪些

乳头皲裂的病因包括多方面:①由于乳头内陷、扁平等乳头畸形,造成吸吮困难。②喂奶不当,时间过长。③哺乳期乳头皮肤柔嫩,不耐婴儿唾液浸渍和吸吮,或婴儿吮乳咬破乳头。④小儿高热或麻疹时吮乳,乳头为热毒所感。⑤乳汁分泌过多,乳头皮肤长期浸渍,亦可引起糜烂或湿疹。上述诸多原因均可引起乳头破损、糜烂及皲裂。

中医学认为,本病的发生与患者素体阳盛、暴怒或抑郁伤肝,以致肝气不能疏泄,肝经湿热蕴结,外发肌肤有关。此外,与产妇乳汁不足、乳头内陷、吮吸过度、乳头皮肤柔嫩,以致乳头破损等也有关。亦可因乳汁过多,流溢肌肤,浸淫湿烂而致。

218. 乳头皲裂有哪些表现

乳头表面有大小不等的裂口和溃疡,或皮肤糜烂。有时沿着乳头基部发生裂痕很深的环状裂口,使乳头几乎从乳晕上脱落下来,哺乳时痛不可忍,宛如刀割。裂口中分泌物干燥则结成黄色痂皮,故发生干燥性疼痛。严重时乳头可部分断裂,垂直的皲裂能使乳头分成两瓣。致病菌可由乳头皲裂处进入乳房组织内,引起急性乳腺炎等乳房疾患。因此,预防皲裂的发生是至关重要的。

219. 乳头皲裂怎样与乳头湿疹样癌区别

乳头皲裂多见于初产妇的哺乳期,常伴有乳头内陷或乳头过短。哺乳时,患者痛如刀割,停止哺乳后有自愈倾向。而乳头湿疹样癌多发生于非哺乳期妇女,乳头或乳晕部糜烂,不痛,经年不愈,乳头光而无皮,甚至乳头烂去半截,形如破莲蓬样,四周坚硬,皮色紫暗。二者的临床表现有明显差别,必要时应做活组织病理切片检查进行区别。

220. 如何治疗乳头皲裂

（1）治疗原则：①要保持局部卫生，用玻璃罩、橡皮乳头或消毒纱布保护乳头，可减轻疼痛。②内衣保持干燥，勤换洗。③哺乳前用温开水清洗乳头，哺乳后局部用10％鱼肝油铋剂或10％复方安息香软膏等涂用。④乳头皲裂严重时，暂时停止哺乳24～48小时，将乳汁挤出或吸出再喂婴儿，从而减轻炎症的发展，促进皲裂处愈合。⑤经久不愈的伤口，可用少许25％硝酸银轻涂患处，再用生理盐水洗净，促其早日痊愈。

（2）中医治疗：如病情反复或较重，可配合内治，若肝火湿热，肝郁化火者，宜清肝火利湿热，可用龙胆泻肝汤加减治之。常用中药：龙胆草、黄芩、栀子、木通、柴胡、车前子、茯苓皮、夏枯草、当归。水煎，每日1剂，日服2次。

221. 乳头皲裂常用哪些外用药

乳头皲裂常用的外用药有如下几种。

（1）青黛膏：收湿止痛，清热解毒，兼有润肤的作用。适用于乳头皲裂、肿痛渗出者。

（2）清吹口油膏：有清热、解毒的功效。适用于乳头皲裂有炎症疼痛者。

（3）蛋黄油：有防裂止痛，滋润肌肤作用。适用于乳头皲裂干燥疼痛者。

（4）生肌散加熟猪油或香油调和：有生肌收口作用。适用于乳头皲裂兼有糜烂及渗液将尽者。

（5）黄连膏：有润肤止痒，生肌燥湿作用。适用于乳头皲裂渗出、肿痛者。

222. 怎样预防乳头皲裂？

预防乳头皲裂，对于防止急性乳腺炎、乳房蜂窝织炎及乳房坏疽的发生是至关重要的。预防措施有：

（1）妊娠后期要注意乳头的清洁卫生，每日用肥皂水和温开水清洗乳头、乳晕，要经常按摩乳头，以增强乳头皮肤的耐磨力，哺乳时就不会被轻易咬破。

（2）经常更换内衣，戴乳罩，以防擦伤乳头皮肤。

（3）对有乳头内陷或扁平者，应积极给予纠正。

（4）要养成良好的哺乳习惯，定时哺乳，哺乳时间不宜过长，每次 10～15 分钟即可，每 4 小时 1 次。

（5）注意婴儿口腔卫生，以免乳头热毒感染发生皲裂。

223. 急性乳腺炎与乳腺癌有必然关系吗

一般来说，急性乳腺炎与乳腺癌没有必然的联系。也就是说从现有资料来看，曾患过急性乳腺炎的患者乳腺癌发病率并未有明显增高。但应注意，有一部分"急性乳腺炎"其实是炎性乳腺癌的早期表现。随着病情的进展，癌症诊断明确后，给人一种感觉就是急性乳腺炎发展为乳腺癌。其实仔细分析两者应不难鉴别。

（1）两者均可见到乳房的红、肿、热、痛等炎症表现，但急性乳腺炎时皮肤红肿较局限，亦较广泛，颜色为鲜红；而炎性乳腺癌时，皮肤改变广泛，往往累及整个乳房，其颜色为暗红或紫红色。急性乳腺炎时,皮肤呈一般的凹陷性水肿;而炎性乳腺癌的皮肤水肿则呈"橘皮样"。

(2)两者都可有腋下淋巴结肿大,但急性乳腺炎的腋下淋巴结相对比较柔软,与周围组织无粘连,推之活动性好;而炎性乳腺癌的腋下淋巴结肿大而质硬,与皮肤及周围组织粘连,用手推之不活动。

(3)从全身症状来看,急性乳腺炎常有寒战、高热等明显的全身性炎症反应;而炎性乳腺癌通常无明显全身炎症反应,如伴有发热,则为低热或中等热度。

(4)从病程来看,急性乳腺炎病程短,可在短期内化脓,抗感染治疗有效,预后好;而炎性乳腺癌则病情凶险,一般不成脓,不发生皮肤溃破,却可延及同侧乳房以外的颈部及手臂,甚至可侵及对侧乳房,抗炎治疗无效,预后差。炎性乳腺癌和急性乳腺炎在初期比较难鉴别,随着病情的发展,不同点就愈来愈明显。因此,初期出现乳房红、肿、热、痛的患者应及时去医院诊治,以免延误病情。

224. 乳腺增生症可以完全治愈吗

乳腺增生症的发生主要与内分泌紊乱有关,是乳腺导管和小叶发生周而复始的增厚、复原。如经前明显,经后症状自行消退,这为生理性乳腺增生,这部分病人没有必要治疗;如乳腺导管和小叶的变化无周期性,为病理性乳腺增生,这部分病人是应积极治疗的。

乳腺增生与癌变的关系是细胞在量变的基础上发生质变,它经历了轻度增生-非典型增生-细胞突变-癌性增生的过程。由于多数增生细胞发展到一定程度后不再继续发展,所以只有部分乳腺增生症能发展成乳腺癌。如果积极治疗乳腺增生症,是完全可以预防乳腺癌发生的。如果在增生的基础上短期内发生肿物突然增大,应警惕癌变。所以乳腺增生的治疗不能一概而论,应具体情况具体分析,对于生理性增生没必要治疗,也就谈不上治愈的问题。对于病理性增生,治疗的重点在于防止癌变,改善生活质量。如果做到这几点,乳腺增生症可以认为临床痊愈。

225. 乳腺增生症会发展成癌吗

根据乳腺增生的程度可分为 4 级:Ⅰ级:早期;Ⅱ级:中度改变;Ⅲ级:纤维腺瘤症期;Ⅳ级:囊性增生症。

乳腺囊性增生症是属于乳腺增生症的后期阶段,主要是多数中小乳管扩张形成囊状为特点。少数患者可见到乳管上皮由增生而后间变为癌,所以本症也称为癌前期病变。其癌变多在 $10\% \sim 20\%$。一般认为,乳腺增生与乳腺癌的发病均与内分泌异常有关,故患乳腺增生症的病人得乳腺癌的机会要高于没有增生的妇女(一般高 $1.7 \sim 4.5$ 倍)。

226. 乳腺纤维腺瘤的手术治疗原则是什么

乳腺纤维腺瘤的癌变率虽为 1% 以下,但一般临床诊断的腺纤维瘤 $5\% \sim 10\%$ 在术后病检为癌,故凡乳腺触到肿块均需切除活检。以下处理原则可供参考:

(1)青年女性,肿块较小,门诊切除。

(2)妊娠、哺乳期妇女,在排除恶性肿瘤的情况下于断奶后切除。

（3）少女、未婚女性应尽量做肿瘤摘除术。

（4）35 岁以上，或与癌鉴别困难时，尽早入院做冰冻活检。

（5）叶状囊肉瘤，瘤体较小，局部广泛切除。复发或巨大、多发者宜做全乳切除。重度恶性叶状囊肉瘤应做全乳切除加腋淋巴结清扫术，虽然叶状囊肉瘤转移以血行为主，但部分也发生淋巴结转移。

（6）腺纤维瘤腺上皮癌变按早期乳腺癌的治疗原则处理。

227. 什么是纤维乳管内窥镜检查

目前，纤维乳管内窥镜已经取代乳管造影，成为乳头溢液病因诊断的首选手段。1991 年，由冈崎亮与 Fujikara 公司合作，将超细纤维乳管镜用于临床。目前，临床常用的乳管镜为 0.75 毫米及 0.9 毫米的半软镜，此后陆续有乳管镜的专用器械网篮、活检钳、细胞刷等应用于临床。纤维乳管内窥镜能够像胃镜及肠镜一样，可具体观察到病变结构，并能采集到病理组织。乳管镜作为乳头溢液病因诊断的工具，有其独特的优点。其操作方便、创伤小、直观，有效地提高了乳管内隆起性病变的诊断率。同时，也可用于良性乳管病变的治疗，如乳管镜辅助病变乳管微创切除、浆细胞性乳腺炎的治疗，乳痛症的诊断及治疗等。

228. 乳房过小怎么办

随着人们生活水平的提高，社会交往的增多，特别是媒体的导向作用,人们的审美观念发生了极大的变化。中国人是东方人种,女性乳房比起欧美人种要略逊一筹,许多女性看到国外模特们的"波涛汹涌",自觉自己的乳房太小,在人面前抬不起头,更不敢在公共澡堂去洗澡,思想压力太大,有的甚至产生了轻生的念头。

其实,就像人有高低胖瘦之分一样,女性的乳房差异也较大,这与个人种族、家族遗传、年龄、哺乳等因素有关外,还与女性激素分泌不足,营养不良或长期的含胸低头不良因素有关。

对此,除了加强营养,改正不良的体姿外,应坚持参加健美锻炼,特别是加强胸部肌肉的锻炼,如每日坚持做外展扩胸运动、俯卧撑运动等。再者,女性外在的美不能单以乳房的大小为评价标准,而应看其是否匀称健美。如果不考虑自身具体条件,一味追求大乳房,其效果只能适得其反。

229. 乳房过大怎么办

乳房小了苦恼,乳房大了也会苦恼,那么乳房多大为合适呢? 从美学角度看,两乳头的间隔应大于 20 厘米,乳房直径为 10～12 厘米,乳轴由基底面到乳头的高度为5～6 厘米。乳房过度肥大,主要由于乳腺发育过度,内分泌过于旺盛,脂肪堆积过多造成的。

因此,除了控制摄入含热能高的饮食外,还要加强全身性锻炼,如游泳、长跑等,对影响工作者,在不损伤乳腺导管的前提下,可行缩乳矫正手术。

230. 先天性乳头内陷还能哺乳吗

先天性乳头凹陷俗称"塌奶头"，可为单侧、亦可为双侧。正常情况下，乳头应高于乳晕平面 1.5～2.0 厘米。乳头凹陷有以下几种情况：①1 型乳头，较扁或较短。②2 型脐状乳头，乳头内陷但尚能被拉出。③3 型内陷乳头，乳头内陷但不能被拉出。一般来讲，程度较轻的乳头凹陷不会影响正常哺乳，如 1 型扁或短的乳头及 2 型脐状乳头；而 3 型乳头内陷严重的则表现为乳头深陷于乳腺内，不能被拉出，此种情况影响哺乳，并且易发生感染。因此，如果乳头只是稍有些扁或为脐状乳头，则不必担心哺乳的问题。乳头内陷在哺乳之初可能会有些困难，但应坚持哺乳，毕竟母乳喂养对母亲及幼儿都有诸多好处，不要轻易放弃。这里有一个小窍门，方法是每次哺乳时将乳头轻轻拉出，送入幼儿的口中，待其能含住乳头并能吸吮了，即告成功。但因乳头通常是内陷的，故应特别留意乳头处的清洁，平时应经常将乳头拉出清洗，防止其藏污纳垢。哺乳期间，于每次哺乳前后均应清洗乳头，避免因乳头周围残留乳汁及幼儿口腔感染而引起继发感染。如果乳头凹陷很严重，则不可强行往外拉拽，以免乳头发生外伤。确实不能哺乳者，应及早断奶，以免发生淤乳，以致发生急性乳腺炎。

231. 腋窝及肩背部疼痛与乳腺疾病有关吗

从上文已经了解了乳腺的血液供应、淋巴回流及神经分布，正是这些解剖因素决定了乳腺的病变有时会涉及附近的肩背部及同侧腋窝。比如,哺乳期的乳腺急性感染性疾患,炎症可能会经皮下淋巴管网回流至同侧腋窝淋巴结,导致淋巴结肿大、疼痛;乳腺的增生性疾患,由于机体内激素分泌的影响,腺体及间质周期性充血、水肿等变化导致的疼痛会通过神经反射而达同侧的胸胁及肩背部,所以可表现为乳房胀痛,并向肩背部放射。乳腺的恶性肿瘤,最初的转移往往就是经淋巴转移至同侧腋下,而且有时甚至乳房原发肿瘤很小不易察觉时,腋下已发生淋巴转移。所以,腋下及肩背部疼痛与乳腺疾病关系密切,平时有类似症状绝不能掉以轻心。

232. 什么是乳腺导管扩张症

乳腺导管扩张症是因导管内潴留性扩张引起的一系列病理改变。临床常有乳头溢液,以浆液或脓性多见,涂片可见大量炎性细胞。导管造影或 B 超检查显示导管扩张。在乳头或乳晕下,可触及增粗的导管,有压痛。肿块多位于乳晕周围,并有缩小的病史。肿块针吸细胞学检查可见大量炎性细胞或脓液。腋下淋巴结肿大呈炎性反应,并有压痛。急性期以抗感染治疗为主,炎症消退后局部仍有肿块时需手术切除,切除范围包括肿块及其周围部分正常组织,如肿块较大或多灶性时,需做区段或全乳房切除术。

233. 如何诊断乳腺导管扩张症

临床诊断乳腺导管扩张症,可做乳腺的超声检查、乳腺钼钯 X 光片、乳腺导管造影、乳腺导管镜检查,见有乳腺导管扩张即可诊断。若有乳腺肿块,可手术切除并做病理诊断可更加明确。

234. 什么是乳管内乳头状瘤

乳管内乳头状瘤多见于经产妇,40～50岁为多。75%病例发生在大乳管近乳头的壶腹部,瘤体很小,带蒂而有绒毛,且有很多壁薄的血管,故易出血。发生于中小乳管的乳头状瘤常位于乳房周围区域。乳管内乳头状瘤一般无自觉症状,常因乳头溢液污染内衣而引起注意,溢液可为血性、暗棕色或黄色液体,肿瘤小,常不能触及,偶有较大的肿块。大乳管乳头状瘤,可在乳晕区扪及直径为数毫米的小结节,多呈圆形、质软、可推动,轻压此肿块,常可从乳头溢出血性液体。

235. 如何治疗乳管内乳头状瘤

治疗以手术为主,对单发的乳管内乳头状瘤应切除病变的乳管系统,并常规进行病理检查,如有恶变迹象,应施行乳腺癌根治术。乳管内乳头状瘤一般认为属良性,但恶变率为6%～8%,尤其对起源于小乳管的乳头状瘤更应警惕其恶变的可能。

236. 发现乳房内肿块该怎么办

发现乳房内有肿块,绝大多数人的第一反应是想搞清楚是良性还是恶性,那么在就诊之前应做好哪些工作才能配合医生明确诊断呢?在回答这个问题之前,应清楚医生如何诊断疾病。全面了解病史,认真细致的体格检查及合理应用相关辅助检查,是大夫诊断疾病的三大法宝。患者作为当事人对于病史的详细描述,可以帮助医生掌握许多有用的信息,所以病史的记录非常重要。它包括乳腺肿块发现的时间及方式(因疼痛而发现,还是体检时或无意间发现;妊娠哺乳期还是非妊娠哺乳期;是否发生在外伤后);肿块的生长速度(缓慢生长还是迅速增大);肿块的伴随症状(是否伴有疼痛、乳头溢液等局部症状及发热等全身症状),以及患者的年龄、婚育史、月经史及乳腺癌及其他恶性肿瘤家族史等详尽的情况。此外,还应把握好就诊的时间,最好在月经后十天左右就诊比较合适,因为此时乳腺的增生不很明显,容易发现一些微小的病变。

237. 什么是芳香化酶抑制药

乳腺癌的发生、发展与体内的雌激素刺激有密切的关系。这种刺激既有强度的问题,也有时间累积的作用。绝经后妇女体内的雌激素主要是由肾上腺素产生的雄激素转化而来的,这一转化过程需要芳香化酶的催化,而这种酶可以存在于肾上腺、脑、肌肉、肝脏、乳腺基质细胞,甚至乳腺癌细胞内。芳香化酶抑制药通过阻断这一过程,达到减少雌激素的作用,从而治疗肿瘤。这类药物分为两大类,其中非特异性芳香化酶抑制药氨鲁米特(又称氨基导眠能),可以同时抑制肾上腺的多种内分泌功能,因此从功能的角度来讲,应用该药可以实现药物性肾上腺切除。但用这类药需要同时补充肾上腺皮质激素,较为繁琐,并有一定的并发症,现已很少应用;选择性芳香化酶抑制药则只抑制雄激素的芳香化过程，并不影响肾上腺的其他功能，且作用强大、高效、安全、方便。选择性芳香化酶抑制药又分为甾体类和非甾体类，其中非甾体类的代表药物为阿那曲唑和来曲唑；甾体类的代表药物为依西美坦。

238. 为什么服用芳香化酶抑制药需要查骨密度，并服用钙剂

芳香化酶抑制药可降低血液循环中的雌激素水平，而雌激素水平的急剧降低可能导致骨密度下降。伴有骨质疏松或潜在的骨质疏松风险的妇女，应在治疗开始及治疗后定期进行骨密度检查。并在适当的时间开始骨质疏松的治疗或预防，如口服钙剂，否则容易发生骨折等骨相关事件。

239. 芳香化酶抑制药都有哪些

芳香化酶抑制药通过抑制芳香化酶的活性，阻断卵巢以外的组织雄烯二酮及睾酮经芳香化作用转化成雌激素，达到抑制乳癌细胞生长，治疗肿瘤的目的。芳香化酶抑制药适用于绝经后，根据作用机制不同分为两类。

（1）非甾体类药物：通过与亚铁血红蛋白中的铁原子结合，与内源性底物竞争芳香化酶的活性位点，从而可逆性地抑制酶的活性。有第一代的氨鲁米特（AG）、第二代的替硝唑、第三代的瑞宁得（阿那曲唑）和弗隆（来曲唑）。

（2）甾体类药物：与芳香化酶内源性作用底物雄烯二

酮和睾酮结构相似,可作为假底物竞争占领酶的活性位点,并以共价键形式与其不可逆结合,形成中间产物,引起永久性的酶灭活,从而抑制雌激素的合成,有第一代的睾内酯、第二代的兰他隆(福美坦)、第三代的阿诺新(依西美坦)。

240. 什么是乳腺癌的前哨淋巴结

所谓前哨淋巴结(sentinellymphnode,SLN),是指最先接受肿瘤淋巴引流和最早发生肿瘤转移的淋巴结。前哨淋巴结检测是决定乳腺癌术式的最科学和客观的指标。前哨淋巴结的概念最早由 Cabsn 于 1977 年在研究阴茎癌时提出的,是指接受原发肿瘤淋巴引流的一个或数个淋巴结。在 1992 年,Morton 等首先将前哨淋巴结应用于皮肤黑色素瘤的治疗并获得成功。1993 年,Klag 率先将之引入乳腺癌的外科治疗中。开创了乳腺癌 SLN 检测的先河。

(1)乳腺癌 SLN 活检的适应证:乳腺癌前哨淋巴结活检,适用于临床体检腋淋巴结阴性的乳腺癌病人,T1-2N0M0 期,特别是准备实施保乳手术者。

(2)禁忌证:①临床检查腋淋巴结肿大者。②乳腺多发病灶。③患侧乳腺或腋窝已接受放疗者。④既往乳腺或腋窝曾行手术。⑤哺乳期乳腺癌。⑥示踪剂过敏者。另外,需要注意的是,腋窝淋巴结可能存在的"跳跃性转移"是制约以 SLN 作为是否进行腋窝淋巴结清扫指标开展的主要原因,腋窝淋巴结的解剖位置分为 3 站,一般的乳腺淋巴引流是从Ⅰ→Ⅱ→Ⅲ站,乳腺癌的癌细胞转移绝大多数也遵循这一路径,如果直接转移到Ⅲ站而不经过Ⅰ、Ⅱ站或者直接转移至Ⅱ站而不经Ⅰ站,则称之为跳跃性转移。其发生率为1.5%～14%,发生的原因与局部淋巴解剖学的变异有关,这也是SLN检测假阴性率高的原因。

241. 前哨淋巴结检查有什么临床意义

前哨淋巴结(SLN)检测的目的,是探讨前哨淋巴结能否反映腋窝淋巴结的状况,在早期乳腺癌的外科治疗中能否不施行腋淋巴结清扫,以达到缩小手术范围、减少并发症、提高生存质量。前哨淋巴结活检术(SLNB)是一项微创的新技术,为是否保乳治疗提供了最可靠的依据。前哨淋巴结是首先接纳来自肿瘤部位淋巴液的淋巴结,在肿瘤的淋巴转移中,它首先接纳肿瘤细胞并能限制其进一步转移。因而,通过对SLN进行病理学分析可以了解整个淋巴结群肿瘤的转移情况。有资料显示,SLN可预测的腋窝淋巴结转移状况,准确率在98%以上。乳腺癌腋窝淋巴引流,是按解剖学的淋巴走行为顺序,若腋窝SLN无转移,则腋窝非SLN有转移的可能性极小。检测SLN,可以决定乳腺癌的手术方式,也是早期乳腺癌施行保乳手术的关键。若SLN阴性,可选择施行保乳手术,大大减少对病人的创伤,提高病人生存质量,缩短手术时间,减少医疗费用,缩短病人康复时间。病床周转率加快,可为医患双方带来较好的经济效益。

242. 乳腺癌术后为什么要进行乳房重建

乳房外形所形成的曲线美是女性外在美的重要标

志,而乳腺癌手术却毫不留情地剥夺了这一女性特征,使患者既要承受癌症带来的心理煎熬,又要承受残缺的身体带来的无以言表的自卑和痛苦。而乳房重建,既能治疗癌症,同时又保持形体的完美,从而减少癌症给患者带来的心灵创伤,使患者能及早自信地融入社会。乳腺切除术后乳房重建分为两类,一类是利用自体的组织修复、重建,如用腹直肌肌蒂皮瓣、背阔肌肌蒂皮瓣重建乳房;另一类则是利用硅胶等假体植入重建。

243. 一侧乳房患乳腺癌,另一侧也容易患乳腺癌吗

患者罹患一侧乳腺癌后,因双侧乳房是同时暴露在同样的致癌因素中的,因此可以理解一侧得了乳腺癌后,对侧也容易得乳腺癌。文献报道,一侧患有乳腺癌后发生对侧乳腺癌的相对危险性要较普通人群高得多,达前者的 $1.5 \sim 5.5$ 倍。有人统计,对侧乳腺癌的 20 年累积发病率可以达到 $4\% \sim 20\%$。

244. 哺乳后何时断奶合适

一般来说,哺乳时间以 $6 \sim 10$ 个月为宜,一般不超过 1 年。断奶过早,则婴儿不能从母乳中获得充分的营养;断奶过迟,则不仅对婴儿的消化道不利,而且对母亲卵巢功能的恢复亦十分不利,造成母亲生殖器官的萎缩、退化。应根据个人情况的不同,在保证母婴健康的前提下适时断奶。如果母亲的奶汁充足,各方面条件允许的话,最好规律哺乳至 10 个月,然后逐渐减少喂奶次数,如可

改为仅在晚上哺乳 1 次,至婴儿 1 岁时,彻底终止哺乳。如果母亲的奶汁逐渐减少,或因母亲的工作需要必须离家终止哺乳,则可于婴儿 6 个月时断奶,但尽量不早于 6 个月。因 6 个月之内的奶汁是营养物质最均衡的,最好的无与伦比的天然婴儿食品,尽可能多的让婴儿食用母乳,不但能促进母婴感情,而且对婴儿今后的生长发育十分有益,使其受益终身。

245. 回奶的方法有哪些

回奶方法有以下几种:

(1)外用中药

①明矾回奶。明矾 6 克溶于 1500 毫升沸水中,待水温后,用此水揉洗乳房 3 分钟,再用清洁毛巾在明矾水中浸一下,在乳房局部做湿热敷 15 分钟。每晚 1 次,连续 3 天,乳汁明显减少,乳房胀痛即可消失。

②朴硝回奶(朴硝为芒硝粗制品,用芒硝亦可)。用朴硝或芒硝 500 克,装入预先制成的 20 厘米×20 厘米的布袋中,每袋 250 克,将药末铺平贴于双乳上,用绷带绑紧双乳,如潮湿则更换新药。反复数次后,发胀之乳房即趋松软。

(2)内服单味中药

①麦芽 120 克,微火炒黄。加水 600 毫升,煎后滤汁暂存,其渣加水 600 毫升,复煎至 400 毫升。2 次药汁混合煎浓至 150 毫升为每日量,每日 3 次,每次 50 毫升温服。

②用神曲有回奶之功效,取神曲,炒研 10 克,服时用

黄酒吞下。或神曲 30 克,水煎浓汁,日饮 2～3 次。

③取山楂 30 克,煎汤内服。

(3)断奶中药方

①回乳四物汤(《外科正宗》)。麦芽 60 克,炒为末,川芎、当归、白芍、熟地黄各 6 克,水二盅,煎八分,饭后服。用布束紧两乳,以手按揉,其肿自行消散。甚者再服 1 剂。

②免怀汤。《济阴纲目·乳病门》载:"免怀汤,欲摘乳者。用此方通其月经,则乳汁不行。"药用当归尾、芍药、红花、牛膝各 10 克。水煎服,每日 2 次。

③回乳汤(《外科大成》)。麦芽、归尾、赤芍、红花、牛膝。

(4)综合断奶法:用于乳汁旺盛,断奶困难者。综合断奶就是利用内服、外治等方法综合利用,以达到断奶的目的。

①断奶开始之日起,禁食膏粱厚味之品,仅能食一些清淡、干燥之食品,尽量少饮水,以降低乳汁的质与量。

②断奶期间双乳发胀,禁止挤奶、吸奶等,以阻断吸吮所产生的神经刺激。

③内服回奶中药,除回奶四物汤外,另加八正散,以增强利尿,减少体内水分,使乳汁暂时减少。

246. 更年期妇女服用雌激素替代药会造成乳腺癌发病率增高吗

更年期为妇女卵巢功能逐渐消退至完全消失的一个

过渡时期,在更年期的过程中,月经停止来潮,称绝经。一般发生于 45～55 岁。部分妇女在更年期期间可出现一系列性激素减少所致的症状,包括自主神经功能失调的症候,如烦躁易怒,月经紊乱,精神疲乏,头晕耳鸣,潮热汗出,心悸失眠等,严重者出现性格改变及轻度精神异常。为平稳度过这一时期,现比较盛行在更年期服用激素替代药(HRT),以缓解更年期综合征的表现。服用激素替代药确实可以补充更年期妇女的内源性激素的不足,有效地缓解更年期综合征的各种症状,并可预防妇女在绝经后由于雌激素分泌的锐减而发生的冠心病、骨质疏松症等。但是,服用激素替代药会导致乳腺癌发生的问题,近来引起了越来越多的关注。有资料表明,服用激素替代药可使妇女患乳腺癌的危险性增高,并且服用激素替代药的时间越长,其患乳腺癌的可能性越高。

247. 乳腺癌患者如何正确进行心理调适

有外国学者通过对大量乳腺癌患者调查研究发现,乳腺癌与愤怒、受压抑有直接关系,这种巨大的精神冲击事件多发生在乳腺癌发现前 1 年左右。至于精神因素对癌症发生、发展及预后的影响,中医学认为,七情过度,导致脏腑功能紊乱,气机失调,经络瘀滞,气滞痰瘀湿聚而成肿块。不良的精神、心理状态是癌症的诱因或促发因素。同样,患癌症后如不进行必要的心理调控,癌症反过来又可影响心态,成为恶劣心理状态的起因。

(1)要正视现实,要以豁达的心态来接受乳腺癌的现实,既不能被肿瘤吓倒,从此谈癌色变,也不能毫不在乎,自暴自弃。也就是说,要战略上藐视肿瘤,但要从战术上重视肿瘤。

（2）要积极配合医护人员的治疗,肿瘤的治疗专业性很强,许多东西并不能用每个人的人生经验及工作经历去套用。即使许多患者在她工作的领域是翘楚,但在疾病面前,可能都是小学生。给予医护人员足够的信任,医患很好的配合是一件事半功倍的事。

（3）多与已患乳腺癌病人交流,通过交流能使病人不但同病相怜,还能将一些不良情绪宣泄出来,起到减压的作用。特别是通过一些"过来人"的开导,能够少走许多弯路。

（4）多与家庭成员交流,亲情及爱情是很好的润滑剂。家属的理解和支持及鼓励是患者振作起来的关键力量。

（5）及早融入社会,重新进入社会角色。

248. 哺乳时奶少如何进行中医药治疗及饮食调养

产妇分娩后,即开始分泌乳汁,如乳汁分泌过少,不能满足婴儿需要,即为乳汁不足,或称缺乳。中医学认为,乳汁不足有气血虚、津液竭、肝郁气滞壅闭不行等3个病因,前两者为虚,后者为实。具体治疗方法需要辨证论治。

（1）肝郁气滞型:症见情志抑郁,胸闷不舒,乳房胀痛,乳汁不畅,苔薄黄,脉弦。

治法:疏肝解郁,通络下乳。

方药:下乳涌泉散加减。当归、赤芍、川芎、地黄各 10 克,柴胡 6 克,青皮、漏芦、王不留行各 10 克,通草 3 克,天花粉 10 克。

加减:乳房奶胀者,加穿山甲、白芷各 10 克。

(2)气血虚弱型:症见产后虚弱,面色少华,乳房不胀,奶水清稀,乳汁不足,舌淡、苔白,脉虚弱。

治法:补气生血通乳。

方药:通乳丹加减。党参、生黄芪各 30 克,当归 60 克,麦冬、木通、桔梗各 10 克,猪蹄(去爪壳)2 个。

(3)津液枯竭型:症见产后失血过多,又频频盗汗淋漓,以致津液枯竭,身体虚弱,皮肤干扁,舌淡、苔薄白,脉细数。

治法:滋阴通乳。

方药:麦冬、玄参、生地黄、当归各 10 克,通草 3 克。

加减:气血虚者,加党参,生黄芪各 20 克。

(4)饮食调理:可以通过饮食调理来治疗乳汁分泌过少。

①猪蹄通乳羹。猪蹄(刮毛,洗净)2 只,通草 5 克。加水适量,小火清炖 4 小时,加食盐、葱、姜各少许。每日佐餐随量喝汤数次。连吃数日,可补虚通乳,治疗产妇乳少。

②鲶鱼鸡蛋羹。鲶鱼 1 条(500 克),去内脏,洗净,加水适量,煮汤。取鱼汤 1 小碗加热煮沸,卧鸡蛋 2 个,熟

后,调食盐、姜、葱各少许。一顿食用,每日 2 次,可治疗产妇乳少。

③花生炖猪蹄。猪蹄 2 只洗净,用刀划口,放锅中,加花生米 200 克,食盐适量,再放水以小火炖到猪蹄熟烂,骨能脱掉时即可。分顿连续吃肉喝汤。有养血益阴,通乳功效,可治疗产妇乳少,停乳。

④黑芝麻盐。黑芝麻 50 克,食盐 25 克,同放入锅内,将黑芝麻炒熟,待冷后,用擀面杖擀成细粉。可做馅,或蘸食,可补虚通乳,治疗产妇乳少或停乳。

⑤鲫鱼汤。鲫鱼 1 条(500 克),去内脏,洗净,加水适量,煮汤,煮成奶白色为佳。取鱼汤 1 小碗加热煮沸,调食盐、姜、葱各少许。一顿食用,每日 2 次,可治疗产妇乳少。

249. 乳腺磁共振检查是怎么回事,它有什么优势

磁共振成像(MRI),是利用人体内的氢质子在静磁场中受高频电磁激发后产生共振现象,并产生能量的变化来成像的。1978 年 MRI 开始应用于乳腺组织的研究,20 世纪 80 年代中期开始应用于乳腺癌的诊断,到 90 年代随着表面线圈的不断发展、新扫描序列的问世,特别是增强 MRI 已成为最有前途的乳腺癌诊断手段。应用磁共振在采用乳腺线圈、脂肪抑制扫描序列、弥散加权成像、平扫及增强扫描的方法后,为乳腺病的诊断又开辟了一条新途径。一般情况下,乳腺癌往往 T1WI 呈低信号,T2WI

肿瘤的信号强度取决于肿瘤内部的组织成分,内部成分常不均匀,高信号和低信号混合存在,而部分囊性病变在T2WI信号较高,可与乳腺癌相鉴别。一般情况下,若在脂肪抑制基础上进行增强扫描,可使强化的病灶与周围组织的对比度加大,一般良性病变增强时为均匀强化,且边界清楚,而乳腺癌多出现不均匀强化,特别是边缘不整且较中心明显,另外增强后,时间-信号强度曲线是鉴别乳腺良、恶性病变的有效方法。在一些方面,磁共振检查有明显的优势,如可有效的鉴别乳腺良、恶性疾病,无放射损伤,可进行三维成像。乳腺癌诊断时行 MRI 检查有助于发现第二处乳腺癌病灶。对于钼靶 X 线摄片无法检查的患者,如乳房根部的病变,腋窝部病变,尤其是病变接近乳房深部胸壁时,磁共振均可显示。但我们应该知道,磁共振成像仅是一个辅助影像检查,且 MRI 检查费用昂贵,用时长,不应将它代替超声成像和乳腺钼靶检查。就使用 MRI 检查而言,现在还没有基于大规模人口筛选资料可用,不推荐常规使用。

250. 乳腺癌的发生与饮食有关吗

乳腺癌被称为富贵病、文明病,一个很重要的原因就是与饮食有关。随着人们生活水平的提高,饮食习惯、饮食结构发生了很大的变化,随之而来的就是乳腺癌的发病率增高。在诸多饮食习惯中,脂肪的摄入量对于乳腺癌发病的影响研究最为充分。在亚洲国家的传统饮食习惯中,脂肪仅提供每日摄入总热能的不足 20%,而西方国家脂肪摄入高达每日总热能的 40%,与此相应的是,亚洲国家乳腺癌发病率一般要较西方国家低数倍。可是当低发地区国家的人群移民到西方国家后,随着饮食习惯的改变,其发病率会逐渐变得和西方国家一样。动物实验也证明,当暴露于相同的致癌因素时,高脂肪饮食的小鼠较低脂肪饮食的小鼠患乳腺癌者更多。研究证明,脂肪摄入量与体内雌激素水平有关。从高脂肪饮食改为低脂肪饮食后,几周内细胞质内的雌激素受体水平就会下降。还有一些研究表明,低脂肪饮食和避免肥胖可以延长乳腺癌患者的生存期。

251. 怎样正确哺乳

保证母乳喂养成功的关键是"三早",即母亲分娩后30分钟内,应让婴儿吸吮母亲的乳头,与母亲的皮肤早接触,做到早吸吮,以增强母子感情,从而达到早开乳的目的。要做到正确的哺乳应让母亲掌握正确的母乳喂养方法。

(1)要确保哺乳姿势的正确:婴儿刚出生时,最舒适的哺乳方法是乳母侧躺下来,让婴儿卧于手臂上,几个星期后,可采取坐位,即乳母一只胳膊环抱婴儿,另一只手四指放于乳下,拇指放在乳房的上方,以保证"三贴",即婴儿的下颌紧贴乳房,母婴之间胸贴胸、腹贴腹,这样既利于婴儿正确含住乳头,又可以避免乳房堵住婴儿的鼻孔,妨碍呼吸。正确的喂养方法可减少乳头破损的发生,保证了母乳喂养的成功。

(2)正确的哺乳程序:哺乳应在比较安静、温暖、整洁的环境内进行。哺乳前应用温开水将乳头、乳晕部擦洗干净,同时洗净双手,并用双手自乳房周边向乳头轮辐状按摩,使乳管充盈,乳汁向乳头处汇集,婴儿能够很容易地吸吮到乳汁。母亲可取坐位、半坐位或侧卧位,应使小儿口含乳头及乳晕部,在小儿牙床的压力下吸出乳汁,如果只能吸乳头,则乳汁不易吸出,而且易咬破乳头,产生疼痛,甚至引起感染而影响哺乳。哺乳时注意两侧乳房轮换,可将一侧的乳汁吸净后再喂另一侧;亦可在一侧的乳汁吸至一半时换至另一侧,然后再左右调换 1 次。倘若婴儿吃饱后,仍未将乳汁吸空,则应用吸奶器将其吸净,以免乳汁淤积。喂奶过程中,始终注意避免将乳房堵住婴儿的口鼻而影响其呼吸。

(3)建立良好的哺乳习惯:新生儿期喂奶时间可能很不规律,喂奶次数也较多,而且最好夜间也不要停止喂奶,一昼夜可喂奶 12～15 次。这是因为新生儿太小,吸吮力量不大,每次只吃一点点就疲劳了,但过不了多一会儿就又饿了,所以不要硬性规定哺乳时间,应按需哺乳。但经过 1～2 周后,哺乳就应逐渐形成规律,不要随时想起随时喂,孩子一哭立即喂,这样孩子总是吃得半饥半饱,乳汁也无法充分生成,对孩子的生长发育十分不利。应定时哺乳,白天 3～4 小时喂奶 1 次,夜间每 6～7 小时喂奶 1 次,稍大些的婴儿,可与睡前添加一次辅食后,夜间不再哺乳,使母婴均可以充分休息。每次哺乳 15～20分钟,不宜时间太长,更不宜养成孩子含乳头而睡的习惯。

(4)适时添加辅食及断乳:母乳喂养至小儿 4 个月左

右时,不论母乳量是否充足,均应添加辅食,如蛋黄、蔬菜汁等,以预防贫血,保证小儿成长发育所必需的营养物质。添加辅食应循序渐进,逐渐增加辅食的量及次数,不要一下子给孩子吃得太多、太稠厚,使小儿的胃肠一时无法适应而引起消化不良。母乳喂养至小儿 1 周岁时,即应终止哺乳,因为此时的母乳已不能满足孩子生长、发育的需要,而且哺乳时间过长,容易引起母亲生殖器官的萎缩,所以应适时断乳。

(5)注意卫生,防止感染:哺乳期注意卫生保洁,是预防各种感染的关键。首先,母亲应注意饮食卫生,特别是夏季,不食用不新鲜及不洁食物,避免发生肠道感染。在哺乳过程中,每次哺乳前均应清洁乳头、乳晕部位。在发现乳头乳晕部有破损,或婴儿口腔及口唇周围有感染时,均应及时予以治疗,防止细菌进入乳腺导管而引起急性乳腺炎,或随吸吮进入婴儿胃肠道而引起胃肠道感染。乳汁淤积是造成急性乳腺炎的最重要的原因,每次哺乳应将乳汁排空。一旦出现乳汁淤积,乳房轻度作胀,有结块时,应注意休息,在乳汁淤积一侧做乳房局部按摩,并可外敷芒硝或温开水毛巾热敷,然后用吸奶器将乳汁轻轻吸出,这样才可以避免急性乳腺炎发生。

252. 乳腺癌的 B 超检查有哪些特点

(1)乳腺癌的高频声像特征:病灶实质光区形态不规则,可伴有伪足,内部回声不均质,可见"沙砾"样微小钙化,肿块后方多有衰减,肿块内部伴有丰富的彩色血流信号,部分肿块边缘可探及由外向内穿入的动脉血流及频谱。

（2）乳腺癌伴有腋窝淋巴结转移：淋巴结形态异常，被膜不光整，伴有角切迹，皮质厚薄不均，结门强回声纤薄偏移，甚至消失，中晚期时的淋巴结常呈类圆形，多融合，部分内部可伴有钙化或液化。彩超检测淋巴结血流分布随转移程度或时期不同而有所不一，转移性淋巴结内部血流信号较良性淋巴结丰富，多呈高阻的动脉频谱。

253. 近红外线乳腺扫描和 B 超检查应如何选择

近红外线乳腺扫描主要是根据灰影的特点、血管的改变及血管影与肿块的关系作出鉴别诊断。其中，血管是否异常是鉴别乳腺良性、恶性肿块的主要依据。一般来说，乳腺良性病变常无明显血管影或仅可见少量走向正常的血管影，灰影可为斑片状或结节状，密度均匀；乳腺癌常可出现血管形态及分布异常，可见血管影模糊、僵硬或血管影的中断、分离，且血管影与肿块紧贴在一起，推压肿块时，两者亦不能分离，肿块灰影常可为恒定的团块状，密度不均匀，阴影范围较实际肿块为大。近红外线乳腺检查，因其设备简单，操作简便，适合大人群的普查，但它对操作人员的素质和经验要求较高，且假阴性和假阳性率相对较高，因此适合基层医院筛查，而不适用于确诊指导治疗，且使用时应结合临床表现及专科大夫的细致查体，才能减少漏诊或误诊。

超声诊断于 20 世纪 50 年代起就开始用于乳腺疾病

的检测，70 年代以来，在我国已较为普遍地开展乳房疾病的超声检查，其探测技术不断改进，诊断水平也随之不断提高。超声诊断的原理为，利用超声仪将超声波发射到体内并在组织中传播，当超声波通过各种不同的组织时，会产生不同振幅的反射与折射，对这些回声信号进行处理，可获得声像图，根据声像图显示的病灶大小、形态、轮廓边界、回声类型、回声内部的情况及后方衰减情况等判断病变的性质。超声探头频率通常采用 5～10 兆赫兹（MHz）高频率探头，能够清晰地显示乳房内部的细微结构。随着近几年某些乳腺良恶性病变发病率的逐年提高，超声乳腺检查，特别是对于部分小乳腺癌的早期发现的意义已经越来越受到临床医生的高度重视。癌细胞从生成到出现症状被临床发现需时间，由此对于乳腺多次超声检查，可早发现、早诊断乳腺癌，为及早手术等各种早期治疗提供了一定的根据。因此，超声检查对于提高乳腺癌生存率和降低死亡率起着至关重要的作用。超声检查对判断肿瘤是实质性还是囊性较 X 线摄片为好，但对肿瘤直径在 1 厘米以下的鉴别能力较差。超声检查常作为乳腺病变首选的检查方法，可从乳腺病变的形态、内部回声、有无钙化、病灶的纵横比，以及后方回声改变的有无和腋窝淋巴结等多方面加以分析鉴别其性质。超声检查方便易行，接受检查者无痛苦、无损害，而且阳性检出率高，适合大范围查体。并且可重复检查，便于随诊检查。所以，现在对于高危人群主张做乳腺 B 超检查，而不提倡做乳腺近红外线扫描检查。

254. 如何进行乳房 B 超检查

（1）乳房 B 超检查的方法及步骤

①超声检查的仪器。随着高频探头的普及，二维超声在乳腺疾病诊断中的应用已成为常规。

②受检查者的体位。受检者取仰卧位或侧卧位，充分暴露乳房及腋窝

③超声检查乳房的步骤。以乳头为中心采用放射状和十字交叉法对乳腺每个象限进行扫查。

④超声检查腋窝的步骤。以腋窝顶为中心沿腋动脉和静脉自上而下横向扫查。

⑤乳腺病变的主要内容。乳腺病变的形态、内部回声、有无钙化、病灶的纵横比，以及后方回声改变的有无和腋窝淋巴结等多方面加以分析鉴别。发现异常即进行多切面探测，选择清晰图像进行测量并记录相关数据。

（2）超声检查

①正常乳房。可以显示乳腺的各层结构，及其质地。

②良性病变。良性肿瘤常呈均匀实质改变。乳腺良性病变的高频声像特征为病变形态规则，内部回声较为均匀，不伴有微小钙化，后方无衰减。

③副乳。双侧副乳即于双侧腋窝内探及类乳腺样组织回声，腺体病变呈弥漫性改变，月经前乳腺同时伴有胀痛。

④乳腺同侧腋窝。良性肿大淋巴结，淋巴结结门存在且肥厚。

⑤乳腺恶性病变。恶性肿瘤的形态不规则，回声不

均匀,乳腺癌的高频声像特征为病灶实质光区形态不规则,可伴有伪足,内部回声不均质,可见"沙砾"样微小钙化。

⑥乳腺癌腋窝。乳腺癌伴有腋窝淋巴结转移时,淋巴结形态异常,被膜不光整,皮、髓质分界不清,中晚期时的淋巴结常呈类圆形,多融合,部分内部可伴有钙化或液化。小乳癌患者:值得注意的是,部分淋巴结被膜欠光滑,皮质低回声厚薄不均或伴有角切迹,淋巴结强回声纤薄偏移或消失,结内可探及动脉血流或无血流。

255. 什么是乳腺的麦默通检查

麦默通真空辅助乳腺微创旋切系统由美国强生公司研制开发,是目前最先进的微创活检系统,它主要是由旋切刀和真空抽吸泵两大装置组成,对乳腺可疑病灶可进行重复切割,以获取乳腺的组织学标本,为乳腺癌发现和诊断提供了更多、更好的方法,同时也为良性肿瘤的微创切除提供了技术基础。其特点为微创及准确。麦默通系统包括两种:超声引导下的乳腺穿刺活检系统及完整切除系统。超声可诊断大部分乳腺病变,对致密乳房及年轻女性乳腺疾病诊断尤其具有优势。在超声引导下,麦默通可对乳腺病变组织进行微创活检,同时对一些良性肿瘤可在超声引导下完整切除。三维立体定位乳腺穿刺活检系统,专门针对微小、不可扪及的病灶进行活检,是钙化灶活检的金标准。麦默通的独特设计使活检过程更加简单,诊断更明确。与俯卧式立体定位钼靶系统配合,可发挥出最大优势,其穿刺针可 360°旋转,以保证取得大而连续的标本,有击发及不击发两种定位活检方式,使深部病灶及较小乳房的活检成为可能,与以往的细针、粗针穿刺相比,诊断准确率更高。

(1)麦默通系统优越性:①微创,局部麻醉即可。②切除标本量大,病理诊断准确。③一次穿刺,多次取样。④配合 B 超或最先进的 Lorad 钼钯定位系统,精确定位,准确切除。⑤无术后活动不便。⑥皮肤小切口(3毫米)美容效果好。⑦无乳腺组织变形。

(2)麦默通系统的适应证:①组织病理活检。②钼钯或 B 超或查体怀疑恶性可能者。③乳腺微小钙化,乳腺增生结节性质不明确者。④乳腺癌诊断明确,拟行术前化疗者。⑤需术前确定病理类型及免疫组化类型者。⑥乳腺良性肿瘤(如纤维腺瘤)切除。

参考文献

1. 王天峰主编. 解读乳腺癌. 北京:人民军医出版社,2006

2. 王国忠,陈艳主编. 乳房病防治 210 问. 北京:金盾出版社,1992

3. 林本耀主编. 乳腺癌保乳治疗学. 北京:清华大学出版社,2004

4. 吴在德主编. 外科学. 北京:人民卫生出版社,2000

5. 林本耀主编. 乳腺癌. 北京:人民卫生出版社,2002

6. 马禄均主编. 实用中医乳房病学. 北京:人民卫生出版社,1993

7. 左文述,徐忠法,刘奇主编. 现代乳腺肿瘤学. 山东:山东科学技术出版社,1996

8. 霞富士雄主编. 乳腺外科要点与盲点. 沈阳:辽宁科学技术出版社,2005

9. 郑怀美主编. 妇产科学. 北京:人民卫生出版社,1990

10. 武正炎主编. 普通外科手术并发症预防及处理. 北京:人民军医出版社,2002